《四圣心源》白话解（附原文）

陈宇雷　主编

SPM 南方出版传媒
广东科技出版社 | 全国优秀出版社
· 广州 ·

U0214582

图书在版编目（CIP）数据

《四圣心源》白话解：附原文/陈宇雷主编. —广州：广东科技出版社，2021.5

ISBN 978-7-5359-7217-0

Ⅰ. ①四… Ⅱ. ①陈… Ⅲ. ①中医典籍—中国—清代②《四圣心源》—译文 Ⅳ. ①R2-52

中国版本图书馆CIP数据核字（2020）第261290号

《四圣心源》白话解：附原文
Sishengxinyuan Baihuajie: Fu Yuanwen

出　版　人：朱文清
责任编辑：曾永琳　李　芹
装帧设计：友间设计
责任校对：于强强　廖婷婷
责任印制：彭海波
出版发行：广东科技出版社
　　　　　（广州市环市东路水荫路11号　邮政编码：510075）
销售热线：020-37592148 / 37607413
http：//www.gdstp.com.cn
E-mail：gdkjcbszhb@nfcb.com.cn
经　　销：广东新华发行集团股份有限公司
印　　刷：佛山市浩文彩色印刷有限公司
　　　　　（佛山市南海区狮山科技工业园A区　邮政编码：528225）
规　　格：787mm×1 094mm　1/16　印张13.125　字数315千
版　　次：2021年5月第1版
　　　　　2021年5月第1次印刷
定　　价：59.00元

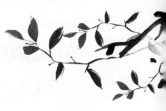

本书编委会

主　编　陈宇雷

副主编　黄夏晴　高志伟　赵国詠

编　委　陈　宏　林志辉　李振山
　　　　华鸿源

黄元御中医学术传承谱

第一代传人 ● 毕维新、于溥泽、于昭

第二代传人 ● 李福坦（从学于于昭）、陈濂

第三代传人 ● 李东坪（承家学，父李福坦）

第四代传人 ● 李鼎臣（李家第三代传人，承祖李福坦、
父李东坪之学）

第五代传人 ● 麻瑞亭（承舅祖李鼎臣之学）

第六代传人 ● 孙洽熙、员孙卉、麻福纬

第七代传人 ● 费旭昭、苏婷、高峰、屈炜煊、刘文胜、
冯蕊、陈宇雷、袁杰等（师承孙洽熙，第
七代传人以麻瑞亭传孙洽熙一系为主，均
为孙洽熙弟子）

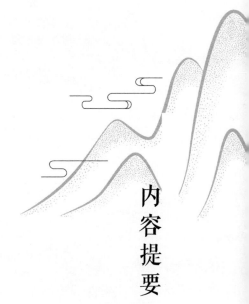

内容提要

　　《四圣心源》是清代中医一代宗师黄元御的精华之作，是黄元御中医学术的核心思想的体现。黄元御所尊四圣为黄帝、岐伯、秦越人、张仲景，所尊四部经典为《黄帝内经》《难经》《伤寒论》《金匮要略》。

　　《四圣心源》阐发四圣要旨，其学术以脾胃中气为核心，兼顾四旁（心、肺、肝、肾），提出了脾升胃降的脏腑整体循环理论，在中医临床中极具指导价值。

　　本书既保留了原文，便于读者品味原汁原味的内容；也有作者对原文内容的阐释，便于读者参考学习，特别适合初学者入门使用。

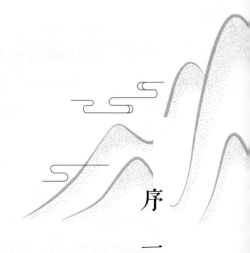

序一

2018年初冬，我的徒弟陈宇雷带着他的书稿样本来西安看望我，我从这本书中看到了他对黄元御医学的热爱和学习的努力，并对他的医学思路给予了肯定，欣然答应为之作序。

黄元御是清代名医、乾隆御医，一生"勤求古训，极深研几"，且"至老而不倦"。黄氏推崇黄帝、岐伯、秦越人、张仲景，尊之为医界四圣，倡《黄帝内经》"善言天者，必有验于人"之观点，并将此贯穿于其医学著作之中。其学术著作，从内科杂症到伤寒外感和温、疫、痘、疹，理论结合实际，系统而严谨，可以说是把祖国传统医学推上了一个新的高度。而《四圣心源》是黄元御医学内科杂症的精华体现，是其医学思想核心精髓的凝聚。然而由于原著皆是古文，普通的中医爱好者读之晦涩难懂，直接影响了黄元御医学的推广和普及。宇雷这本白话解可谓是应运而生，及时解决了这个难题。

这本白话解，忠实于原著，翻译讲解通俗易懂，语言简练，堪称学习黄元御医学的一个极好的入门途径。而最后附上的脏腑循环图解，更是把黄元御医学脏腑循环思想直观地阐述出来，读之一目了然，降低了学习的难度。

弘扬黄元御医学，让更多的民众从中受益，是黄元御医学流派所有传人的责任。宇雷这本《四圣心源白话解》，其创作的本意就是想更好地普及黄元御的学术思想，让更多人能够读得懂、学得会。他的努力和付出值得肯定。看到年轻一代的努力进取，勇于挑起传承黄氏医学的重担，我甚感欣慰，愿黄元御独特的中医学术思想造福更多人。

陕西省名老中医、黄元御第六代传人

2020年11月

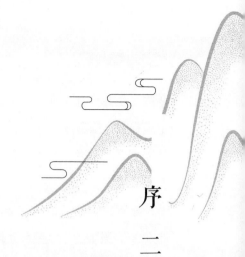

序二

　　黄元御，清代名医，著述甚多。其学术著作《四圣心源》阐述四圣（黄帝、岐伯、秦越人、张仲景）经典之精蕴，理论系统严谨，遣方用药简洁精当，临床疗效显著，是黄氏医学核心思想的凝聚。

　　特别值得一提的是，黄元御医学第五代传人麻瑞亭先生擅长使用"下气汤"临证化裁，一生救人无数，在全国医界久负盛名。当前西安市的黄元御流派传承，都是麻老之福泽。麻老一己之力，使黄元御医学扎根医安，辐射全国乃至海外，可谓承前启后一大家。

　　近日致力于推动中医传承发展的后起之秀，

我的学生高志伟寄来一本《四圣心源白话解》书稿样本，主编是黄元御医学第七代传承人陈宇雷先生。陈宇雷师承黄元御医学第六代传承人孙洽熙教授，其书当有独到之处及点睛之笔。

细读之，章节遵循原著，译文浅显易懂，详述了《四圣心源》原著的中气变化生阴阳、阴阳升降化生精神气血之立意。天人解为中医整体辨证之基础，六气解为六经辨证之核心，脉法解以判生死。内伤杂病治法，更是从中气到阴阳，再到精神气血至杂病一应理法方药完备。这正是黄氏著书之意：中气即无极，无极生太极而分阴阳，阴阳变化而生精神气血之四维……加上后面的七窍解、疮疡解、妇人解等内容，医理之清晰、用药之精当、内容之完备，让人叹为观止。

本书不仅将原著十卷的内容用通俗易懂的语言表述出来，还附有主编陈宇雷用图解方式详细解析的黄元御脏腑循环原理，这个亦是这本书的点睛之笔。掌握了脏腑循环理论，才能真正地步入黄元御医学之殿堂。本书实为用心之作，相信陈宇雷先生作为第七代传承人，一定能为黄元御医学的推广做出积极的贡献。

我家传八代，自幼学习中医，对黄氏医学也很推崇，中医需要传承，古代名医的学术精神更需要传承。在这里，我对陈宇雷先生和高志伟先生对中医传承弘扬做出的贡献表示感谢和极大的支持。

今学生高志伟恳请我为之作序，乃欣然序之。

赵安业

2020年6月

目　　录

卷一　天人解

一、阴阳变化……… 002
二、五行生克……… 004
三、脏腑生成……… 005
四、气血原本……… 006
五、精神化生……… 007
六、形体结聚……… 008
七、五官开窍……… 009
八、五气分主……… 010
九、五味根源……… 011
十、五情缘起……… 012
十一、精华滋生…… 013
十二、糟粕传导…… 014
十三、经脉起止…… 015
十四、奇经部次…… 016
十五、营气运行…… 017
十六、卫气出入…… 018

卷二　六气解

一、六气名目……… 020
二、六气从化……… 020
三、六气偏见……… 022
四、本气衰旺……… 024
五、厥阴风木……… 026
六、少阴君火……… 027
七、少阳相火……… 028
八、太阴湿土……… 030
九、阳明燥金……… 032
十、太阳寒水……… 033
十一、六气治法…… 035
（一）治厥阴风木法… 035

（二）治少阴君火法… 035　　（五）治阳明燥金法… 036

（三）治少阳相火法… 035　　（六）治太阳寒水法… 036

（四）治太阴湿土法… 036

卷三　脉法解

一、寸口脉法……… 038　　五、四时脉体……… 044

二、寸口人迎脉法… 040　　六、真脏脉义……… 046

三、三部九候脉法… 042　　七、浮沉大小……… 048

四、脏腑脉象……… 043　　八、二十四脉……… 051

卷四　劳伤解

一、中气…………… 070　　（一）神惊………… 078

二、阴阳…………… 072　　（二）精遗………… 080

（一）阴虚………… 073　　四、气血…………… 084

（二）阳虚………… 074　　（一）气滞………… 085

（三）阴脱………… 075　　（二）气积………… 086

（四）阳脱………… 076　　（三）血瘀………… 087

三、精神…………… 077　　（四）血脱………… 089

卷五　杂病解（上）

一、鼓胀根源……… 098

二、噎膈根源……… 104

三、反胃根源……… 108

四、消渴根源……… 110

五、癫狂根源……… 113

六、痰饮根源……… 116

七、咳嗽根源……… 118

八、肺痈根源……… 120

卷六　杂病解（中）

一、腹痛根源……… 124

二、腰痛根源……… 127

三、奔豚根源……… 128

四、瘕疝根源……… 132

五、积聚根源……… 134

六、蛔虫根源……… 137

七、便坚根源……… 139

八、泄利根源……… 141

九、痢疾根源……… 144

十、淋沥根源……… 145

卷七　杂病解（下）

一、中风根源……… 152

二、历节根源……… 156

三、痉病根源……… 158

四、湿病根源……… 160

五、黄疸根源……… 162

（一）黄疸……… 162

（二）谷疸……… 163

（三）酒疸……… 163

（四）色疸……… 164

六、暍病根源……… 166

七、霍乱根源……… 167

八、痎疟根源……… 169

（一）温疟·············· 170

（二）瘅疟·············· 170

（三）牝疟·············· 171

九、伤风根源········ 172

十、齁喘根源········ 174

卷八　七窍解

一、耳目根源········ 178

（一）目病根源········ 179

（二）耳病根源········ 184

二、鼻口根源········ 186

（一）鼻病根源········ 187

（二）口病根源········ 189

（三）舌病·············· 190

（四）牙痛·············· 192

三、咽喉··········· 193

四、声音··········· 195

五、须发··········· 196

卷九　疮疡解

一、痈疽根源········ 200

二、瘰疬根源········ 204

三、癞风根源········ 205

四、痔漏根源········ 207

卷十　妇人解

一、经脉根源········ 212

（一）闭结·············· 213

（二）崩漏·············· 214

（三）先期、后期······ 215

（四）结瘀紫黑⋯⋯⋯ 216

（五）经行腹痛⋯⋯⋯ 217

（六）热入血室⋯⋯⋯ 218

二、杂病根源⋯⋯⋯ 219

（一）带下⋯⋯⋯⋯ 219

（二）骨蒸⋯⋯⋯⋯ 220

三、胎妊解⋯⋯⋯⋯ 221

（一）结胎⋯⋯⋯⋯ 222

（二）堕胎⋯⋯⋯⋯ 223

（三）胎漏⋯⋯⋯⋯ 225

四、产后根源⋯⋯⋯ 226

附　录

脏腑循环图解⋯⋯⋯ 230

（一）阴阳循环⋯⋯⋯ 230

（二）三焦循环⋯⋯⋯ 231

卷一·天人解

混沌未开，天地不分，这叫混元一气。盘古开天辟地，清轻之阳气上升为天，浊重之阴气下降为地，天地即分，阴阳立辨。天清轻在上为阳，地厚重在下为阴。人生于天地之间，禀天之六气（风、湿、燥、热、寒、暑）生六腑，六腑为阳；禀地之五行（金、木、水、火、土）生五脏，五脏为阴。阴中有阳，阳中有阴，阴极渐衰阳气渐生，阳极渐衰阴气渐生，阴阳之变化如圆环无始无终无穷尽。

心、肝、脾、肺、肾之五行，脾为中土，是阴阳升降的枢纽；春对应肝，五行为木，初生之气象，万象更新；夏对应心，五行为火，生长之机达到旺盛状态；秋对应肺，五行为金，秋气渐凉，使盛夏之火气渐收而不至于成灾；冬对应肾，气机精血收藏，使阴气平而阳气固；季夏对应于脾，脾为中土，滋养四旁（心、肝、肺、肾）。所谓春生夏长、秋收冬藏是也。

天人合一之理，大概如此。

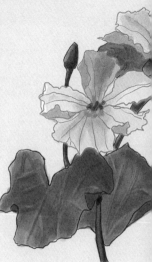

远在黄帝的年代，黄帝咨询岐伯，一问一答，留下了《黄帝内经》这部最早的医学经典，以探究人与天地自然的奥秘。这本书中的话就是说：明白了天的运行道理，必然可以对应于人；明白了人的道理，也必然可以对应于天道。正所谓"天人一理"，不懂得天道运行，又怎么能懂得人的道理呢？

自扁鹊（秦越人）、张仲景两位圣贤以后，医理失传未有新著，庸医遍地，不学无术，对先圣所传精义不求甚解，害人无数。故写这篇"天人解"以昭示天下。

一、阴阳变化

混沌未开之时，天地不分，阴阳不辨。后来天地分离，清气上升为阳，浊气下沉为阴，清升浊降是自然之理。清气上升为天，浊阴下降为地，天地的清、浊二气之间是中气。中气是阴阳升降的中轴，就是"土"，五行之土气。

中气的枢轴运动，带动清气向左旋转，上升化为火气；带动浊气向右旋转，下降生成水气。化为火则热，化为水则寒。清气向左上升，升到一半未化成火的时候，叫作木。木气温暖，继续上升，积温成热而最终化成火。浊气向右下降，降到一半未成水的时候，叫作金。金气清凉肃降，积凉成寒，最终化为水。

水、火、金、木是四时气机的表现，叫作四象。四象是阴阳的气机升降，而阴阳的升降就是中气的浮沉。分开了叫作四象，合起来概括地说就是阴阳，而阴阳不过是中气的变化而已。

四象的气机轮换更替，一年循环一遍，周而复始。阳气生发，旺盛于上半年，阴气肃降，收敛于下半年。阳气初生时为春，完全升发旺盛时为夏。春生夏长是木和火的气机的生长变化，木为春而火为夏，所以春温夏热。阴气初收之时为秋，完全收敛肃降为冬。秋收冬藏是金和水的气机运行的变化，金为秋而水为冬，所以秋凉而冬寒。

"土"没有专门的位置，春、夏、秋、冬四季的最后一个月，即农历三、六、九、十二月，称为季月，属土，又有以季月最后十八天属土之配，则四季共七十二天属土，主令的时间在六月，又叫季夏。土结合四象，就是金、木、水、火、土组成的五行。

通俗点讲，这个循环是这样的：肾为水，是阴中之阴。阴极生阳，肾水中含有微弱的阳气使肾水不至过寒。这点微弱的阳气就是人体阳气升发的根源。肾中清气上升到肝，化生为肝木，肝木之气是温暖的，比肾中之阳的火力强了一些。肝气左旋随脾土上升，到心化生为心火，这时候的阳气达到鼎盛。阳极生阴，心火中含有阴液，不至于让火过热而为病。心中的阴液是阴气的根源，肺金收敛了心火向右旋转，跟随着胆和胃下降，这时的火变成相火，随胆胃下降温暖肾水，金凉而水寒，肺金收敛心液下降化生肾水。如此，这个循环就完成了。而如果脾湿不能上升，则肝肾随之郁滞而不能上升，肾水不能化生心火；如果胃虚不能下降，则肺、胆、相火随之向上逆行也不能下降，心液不能化生肾水。脾胃，是五脏六腑循环的中心枢轴。

二、五行生克

五行相生的顺序：水生木，木生火，火生土，土生金，金生水。五行相克的顺序：水克火，火克金，金克木，木克土，土克水。

天地的位置、自然的气象是北寒、南热、东温、西凉。阳气生于东方，形成了春的温气；升于南方，形成了夏的热气；下降于西，形成了秋的凉气；收藏于北，形成了冬的寒冷之气。

春的温气继续上升，生出夏的热气，夏的热气渐渐衰退生出秋的凉气，秋的凉气逐渐下降变成冬的寒气。土是四象之母，寄居于六月火令之后。六月湿气重，所以"湿"是土的性情。火在土的上方，水在土的下方，寒热交加而湿气乃动。"湿"是水和火的中气。土寄位于西南方向，南为火而热，西为金而凉，所以说火生土、土生金。

人体心、肝、脾、肺、肾之五种气机，心为火、肝为木、脾为土、肺为金、肾为水，这是人体五脏对应的五行。

春为木、夏为火、季夏为土、秋为金、冬为水，这是四季对应的五行。

天地自然的运行规律和人体五行生克的道理是一样的。"天人合一"正是强调人与天地自然的共性，天地大宇宙、人体小宇宙是也。

所谓相克，就是相互制约从而达到阴阳平衡的状态。木气是生长发散的性情，金气收敛使它的生长发散不至于过度；火气是炎热上升的性情，水气的调节不使它过度上炎；土性濡湿，用木气来疏导不使它过于湿；金性收敛，用火气来温暖不使它过度收敛；水性温润下降，土气可以控制水下降的程度而不至于过度沉伏：这些都是气化自然的奥妙。

三、脏腑生成

人体禀受父母先天之气而成。先天之气也有美丑之分，清浊纯杂、厚薄完缺都是有区别的，禀赋亦有高低之别。

先天之气含抱阴阳，阴阳之间是中气，中气就是五行的土。中气向左旋，化生为己土（脾气），继续上升化生乙木（肝），再向上化为丁火（心），这是阴气上升化生阳气的道理。中气向右旋，化生戊土（胃气），阳气生木化火，升到顶点就要下降，下降时就化为阴气，先收敛于辛金（肺），继续下降于癸水（肾），而戊土（胃气）是右降的中枢。这是人体五行的循环顺序，左升右降。

五行之中各有阴阳，阴生五脏，阳生六腑。肾为癸水，膀胱为壬水，肝为乙木，胆为甲木，心为丁火，小肠为丙火，脾为己土，胃为戊土，肺为辛金，大肠为庚金，心包为相火，三焦为相火。

五行各一，而火有君相之分，五脏有心包相火之阴，六腑有三焦相火之阳。

四、气血原本

肝藏血，肺藏气，气源于胃，血生于脾。

脾土向左旋转，生发之令畅通，所以温暖而生乙木（肝气）。胃土向右旋转，收敛的功能运行正常，所以清凉而化生辛金（肺气）。

夜半零时，阳气生发，三阳（手太阳、手少阳、手阳明上升于头部，再随足太阳、足阳明、足少阳下降，然后随足太阴、足少阴、足厥阴上升）向左旋转上升化为肝木之气，肝木是肾水温升而生成的，所以肝血宜温暖，而它的性情是生发的。正午阳气达到最盛的时候，盛极而衰，渐渐衰弱收敛，阴气渐生。阴生则降，三阴（手太阴、手厥阴、手少阴从胸下降于手，再随手三阳上升，然后随足三阳下降）向右降，生成肺金。肺金是从心火清降而来，能收敛心火，所以肺金的性情是清凉而收敛肃降的。

肾水温升化为木气（肝），是己土（脾）向左旋转而完成的，肝藏血，所以说脾是生血的根本；心火清降而化为肺金，是戊土（胃）向右旋转而实现的，肺藏气，所以说胃是化气的根源。

气统于肺（接受肺的统管），循行于经络和脏腑，在脏腑的时候叫作气，在经络的时候叫作卫；血统于肝，滋养经络和脏腑，在脏腑时叫作血，在经络时叫作营。这是卫、气、营、血的概念。

五、精神化生

肝血温暖上升，化成心火，火为热。肺金不断清降化生成肾水，水为寒。

火之热是六腑的阳气集结而成的，阳气到了极致就会衰败，然后化生出阴气，往阴的一面转变，所以说纯阳之中含有阴气，阳极而生阴。水的寒性，是五脏的阴气凝聚而成，阴极而生阳，所以说纯阴之中又含有阳气。

阴中有阳，则肾水温暖不至于过寒，而精气充足；阳中有阴，则心火不会过热，而神气旺盛。

神气生长于心，阳气从肾水生发，刚到肝的时候还不够旺盛，但是已经有了阳魂在里面，因为是初生的原因，所以还不够旺盛；精气收藏于肾，当阳气生阴刚降到肺的时候，精气也不够充盈，但是已经含有了初生的阴精之气。

阳极生阴，逐渐收敛肃降，最终收藏于肾，是为阴精；阴极生阳，逐渐生长升发，最终成为心火，是为阳神。

阴阳之道，互为其根，阴中含阳，阳中有阴，生长变化无始无终。阴阳变化如图1所示。

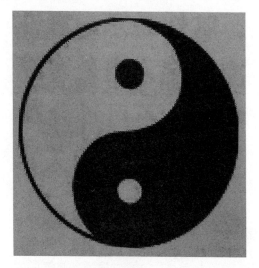

图1　阴阳变化太极图

六、形体结聚

肝的功用是滋养充实筋，它的荣华表现在四肢爪甲；心的功用是充实滋养血脉，它的荣华表现在肤色、面色；脾的功用是充实滋养肌肉，它的荣华表现在唇部；肺的功用是充实滋养肌表，它的荣华表现在皮毛；肾的功用是充实滋养骨骼，它的荣华颜色表现在头发。

人的身体，以骨骼来支撑，以筋束缚关节，以脉输送卫气、营血之养分，肉与筋骨相辅相成支撑身体结构，维持力量平衡，皮肤用来稳固体表。

肺气旺盛则皮毛浓密润泽；脾气旺盛则肌肉充实丰满；心气旺盛则脉络畅通顺达；肝气旺盛则筋膜滋润荣华、温和舒畅；肾气旺盛则骨骼健壮、骨髓凝聚而身轻体健。

金、木、水、火、土五气俱备，则人体成形。

七、五官开窍

肝开窍于双目，心开窍于舌，脾开窍于口，肺开窍于鼻，肾开窍于耳。五脏的精气开窍于头，形成五官。

手太阳小肠经、手少阳三焦经、手阳明大肠经，这三条经络是手三阳经，其运行方向是起于手指，走向头部而止；足太阳膀胱经、足阳明胃经、足少阳胆经，这三条经络是足三阳经，其运行方向是起于头上，走向足底、脚趾而止。所以，头部是六条阳经汇聚的地方，有"头为手足六阳之首"的说法。

五脏为阴，阴极生阳，阳性清轻而上升，生而化出神明。五种神明体现于七窍，声、色、臭、味就可以分别了。

五官的孔窍，是"阳神"的门户。阳气清轻上升，则七窍空灵、耳聪目明。如果浊气该降未降，就会出现浊气向上逆行使五官堵塞，则耳不聪，目也不明了。清升浊降、阳升阴降是自然规律，反之身体就会出现问题。

人，在年少和青壮年的时候，清升而浊降，所以上虚而下实，耳聪目明；人到中老年以后，体质渐衰，清阳下陷，浊阴向上逆行，就会出现耳聋、眼花、发白、牙齿脱落、大脑迟钝等情况。

八、五气分主

肝，五行属木，其色为青色，其嗅为臊，其味为酸，其声为呼，其液为泪。

心，五行属火，其色为赤红，其嗅为焦，其味为苦，其声为笑，其液为汗。

脾，五行属土，其色为黄色，其嗅为香，其味为甘，其声为歌，其液为涎。

肺，五行属金，其色为白色，其嗅为腥，其味为辛，其声为哭，其液为涕。

肾，五行属水，其色为黑色，其嗅为腐，其味为咸，其声为呻，其液为唾。

临床常用五色与五味，观察病人面色或询问饮食口味判断相应的症状。也可听五声来判断，就是根据病人发出的声音和呼吸判断症状。

肝主五色，五脏之色都是肝气入主所化生，在肝为青，入心为赤，入脾为黄，入肺为白，入肾为黑。

心主五臭，五脏之臭都是心气入主所化生，在心为焦，入肝为臊，入脾为香，入肺为腥，入肾为腐。

脾主五味，五脏之味都是脾气入主所化生，在脾为甘，入肝为酸，入心为苦，入肺为辛，入肾为咸。

肺主五声，五脏之声都是肺气入主所化生，在肺为哭，入肝为呼，入心为笑，入脾为歌，入肾为呻。

肾主五液，五脏之液都是肾气入主所化生，在肾为唾，入肝为泪，入心为汗，入肺为涕，入脾为涎。

九、五味根源

木性生发向上，肝郁而不升则产生酸味，生出酸味为肝气郁盛。

金性收敛肃降，肺气滞而不降则产生辛味，生出辛味为肺气郁滞。

火性向上炎烧，心火过盛而肺金不能收敛就会产生苦味，口苦是它的表现。

水性向下滋润，肾水只润下而不能生长升发就会产生咸味，嗜咸为肾病。

黄元御提出的"肝随脾升，胆随胃降""左升右降，土为中枢"等这些理论，是直指中医本质的核心指导思想。脾胃为中枢，带动肝、肺、肾、心的升发和肃降，使生长收藏能正常运作，所谓"土为四象之母"者是也。

肾水为阴，阴极生阳，阳气上升化为肝木，肝木随脾土继续上升化为心火，肺金收敛心火向右肃降，胆火随之下降，而向右肃降必须经过胃，所谓胆随胃降是也，胃气下降，肾水收藏，完成一个循环。

脾土左旋上升，胃土右转肃降，升降正常，这时候是不苦、不咸、不辛、不酸的，而是味甘，这正是中土之味。若脾土不升，则肾水和肝木下陷而生咸味、酸味。若胃土不降，则心火和肺金向上逆行不能收敛肃降，就产生辛味和苦味。这是五味形成的根源。

四象（心、肝、肺、肾）之内，都含有土气，脾胃中土郁滞则传于四脏，于是辛、酸、苦、咸诸味就会生起。调和五脏的根源，重点在脾胃中土。

十、五情缘起

肝之气为风，其志为怒。

肺之气为燥，其志为悲。

心之气为热，其志为喜。

脾之气为湿，其志为思。

肾之气为寒，其志为恐。

这里的"志"，是情志、情绪的意思，也就是五脏在情绪上的表现。大悲大喜都会影响身体健康，所以古人才会留下"清心寡欲""宠辱不惊"等这类的养生理念。心情淡泊、情志平和，身心才能更健康。

如果心情不能平和，终日忧思惊恐，忽又大喜大悲，就会影响五脏的气机运行从而影响身体的健康。又或者，身体内部出现了不健康的因素而影响到了五脏的气机循环，也会在病人的情绪上有所表现。

心的情志是"喜"，所以其声为"笑"，这是阳气升达而酣适的缘故。

肾的情志是"恐"，所以其声为"呻"，这是阴气沉陷而幽郁的缘故。

肝的情志为"怒"，所以其声为"呼"，这是气初升而未能通达的缘故。

肺的情志为"悲"，所以其声为"哭"，这是气刚开始下沉而将下陷的缘故。

脾的情志为"忧思"，所以其声为"歌"，这是中气郁结，须长歌以泄怀的缘故。

十一、精华滋生

阴气生于上（心火含阴，右转而降），胃是纯阳之气，阳极生阴，阳中有阴根。所以说胃里含有阴气，有阴气就会下降，阳升阴降是自然规律。胃气之浊阴下降，胃部就清虚而善于容纳。

阳气生于下（肾水生阳，左旋而升），脾是纯阴之气，阴极生阳，阴中有阳根。清轻的阳气上升，所以脾温暖而善于消磨食物。食物进入胃，脾的阳气来消磨并使其精华上升滋养身体、脏腑、经络，而食物残渣则变成粪便排出体外。

肺藏气，肝藏血。肺气清降，产生阴精，肝血温升，产生阳神。五脏都含有阴精，都是受之于肾；五脏都含有阳神，都是受之于心；五脏都含有血，全部受之于肝；五脏都含有气，全部受之于肺。但是，它们又都由土气化生而来。

心、肝、肺、肾为四象，运转的枢纽在脾胃（中土）。土味为甘，五谷的甘香用来滋养脾胃使之充盈。脾土向左旋转上升，使谷物精气滋养心肺；胃土向右旋转下降，使谷物精华润泽肾肝。

脾胃就如同人体的粮仓，人有胃气则生，无胃气则死。

十二、糟粕传导

食物和水进入胃，脾的阳气将其消化分解，水的消化比谷物的消化难度要大。

脾阳之火蒸动，水化为雾气上升于肺，肺金清凉肃降使雾气向下飘洒。脾阳蒸动所化的水，水中的精气进入脏腑经络成为人身的津液滋养身体，水中的糟粕部分蒸发循环后下降进入膀胱变成小便排出体外。小便清利，胃里就不会有多余的水分，食物消化后的糟粕排出体外时就是成形的大便。

如果脾阳虚弱，不能把胃里的水分充分蒸发，胃里就会出现积水，水随食物残渣进入大小肠，这时候就会出现大便不成形、稀溏和腹痛、腹泻等症状。

《灵枢·营卫生会》曰："上焦如雾，中焦如沤，下焦如渎。"饮水入胃，与食物混合在一起，脾阳消磨蒸发，脾胃是中焦，此时中焦如沤；脾阳蒸动，水气上行，如同地上的水分被太阳蒸发上升为云雾，所以说上焦如雾；水中的糟粕下降后从膀胱排出体外，此时如决堤之水，所以说下焦如渎。《素问·灵兰秘典》曰："三焦者，决渎之官，水道出焉。"

三焦之相火能够密闭收藏，就可以温暖脾胃使水道畅通；如果三焦之相火不能密闭收藏，就会使阳气下陷，导致膀胱过热而尿道堵塞。因为膀胱适宜清凉，热则闭癃，而三焦之火下陷又导致脾胃阳气不足，因此三焦的循环就出现问题。

脾胃阳气虚弱，则寒郁，此时还能消磨化解食物，却不能很好地蒸发水分，胃里积水不化，跟随食物残渣一起从大肠和小肠排泄而出，成了泄利之病。

十三、经脉起止

心、心包、肝、脾、肾、肺，这是六脏（心包统属于心，故俗称"五脏"）；胆、胃、膀胱、三焦、大肠、小肠，这是六腑。五脏六腑生十二经，经络有手足之不同。

手三阳经脉指手太阳小肠经、手阳明大肠经、手少阳三焦经。这三条经络的走向，是起于手指，终止于头部，从手臂的外侧经过。

足三阳经脉指足太阳膀胱经、足阳明胃经、足少阳胆经。这三条经络起始于头部，终止于脚部，经过腿的外侧

016

和后面。

　　足三阴经脉指足太阴脾经、足少阴肾经、足厥阴肝经。这三条经络起于脚，终止于胸，经过腿部内侧向上运行。

　　手三阴经脉指手太阴肺经、手少阴心经、手厥阴心包经。这三条经络，从胸部起始，到手指而终止，经过手臂内侧运行。

　　手三阳经，是它所属的腑用来沟通连接互为表里的脏器的；手三阴经，是它所属的脏用来连接沟通互为表里的腑的。腑在表，脏在里。

　　阳经与它所附属的阴经互为表里。手阳明大肠经（庚金）与手太阴肺经（辛金）互为表里，足阳明胃经（戊土）与足太阴脾经（己土）互为表里，手太阳小肠经（丙火）与手少阴心经（丁火）互为表里，足太阳膀胱经（壬水）与足少阴肾经（癸水）互为表里，手少阳三焦经（相火）与手厥阴心包经（相火）互为表里，足少阳胆经（甲木）与足厥阴肝经（乙木）互为表里。

　　手足各有三阴三阳经络，故中医有六经辨证的方法。中医常用十四经络，是指手足之三阴三阳经加上任、督二脉而言。

十四、奇经部次

　　手足三阴三阳这十二正经之外，又有任脉、督脉、冲脉、带脉、阴维脉、阳维脉、阴跷脉、阳跷脉沟通连接十二经络的络脉。经脉隆盛，络脉自然充盈，络脉满溢，内灌溉脏腑，外滋养腠理，有区别于十二正经的通道自己运行，所以叫作奇经，共八脉。

十五、营气运行

食物和水进入胃中，消化吸收后生成气血。气的精华部分在经脉外部运行，叫作卫；血的精华部分在经脉内运行，叫作营。

卫气和营血在身体内的运行，一日一夜完成五十个周次的循环（一日一夜五十周）。

一个呼吸之间，脉跳动四次，呼吸结束（呼吸定息），脉一共跳动五次。一呼跳两次，一吸再跳两次，呼吸定息再跳一次。一呼吸之间脉跳五次是平常的脉象。

营气的运行，在清晨（平旦寅时，凌晨三到五点）从手太阴肺经的寸口（手腕动脉）开始，从手太阴肺经注于手太阳小肠经，再经过足太阳膀胱经、足少阴肾经、手厥阴心包经、手少阳三焦经、足少阳胆经、足厥阴肝经，到阴跷脉、阳跷脉、督脉、任脉而止是一周。二十八脉，周而复始，如圆环无始无终。循环五十周以后，第二天清晨又会在寸口汇合。这是营气运行的度。

十六、卫气出入

卫气白天运行于阳经（手足三阳）二十五周，夜间运行于阴脏（五脏为阴，六腑为阳）二十五周，一昼夜阴阳循环五十周。

卫气的运行，清晨（平旦寅时，凌晨三到五点）从足太阳膀胱经的睛明穴（两眼内角）开始，上行到头，然后下行于足太阳膀胱经，运行至小趾之端；复从睛明穴运行到手太阳小肠经，再到小指一端；再入眼角，下行于足少阳胆经，到小趾和次趾之端，再向上沿手少阳三焦经分行两侧，再到无名指之端；复入耳前，下行于足阳明胃经，再到中趾之端；复入耳下，下行于手阳明大肠经，再到次指之端。入足少阴肾经，自阴跷脉而重新汇合于二目，这是一周的运行。白天二十五周，到日落西山阳气尽收，阴气渐生渐盛，于是卫气进入阴脏循环。从足少阴注于肾，肾注于心，心注于肺，肺注于肝，肝注于脾，脾再注于肾，是运行一周。如此运行二十五周，清晨阴气收，阳气渐生渐盛，于是又往阳经运行，周而复始，循环不息。卫气运行于阴，人就要睡眠休息，运行于阳则天亮起床，这是阳生阴收的道理。人体要遵循阴阳气机循环才能健康，这也是天人合一的道理。

《难经》说营气与卫气相随，是指营气运行于脉中而卫气运行于脉外，并不是同行于一经也。

卷二·六气解

六气，六经辨证是也。

六经症状复杂，然而不出六气。六气根源、辨证和治法，本卷已详细阐述。本卷六气治法的六个处方，也可以视为其相对应的脏腑经络之常用药，如此，则五脏六腑、经络辨证用药也很明了。以"肝随脾升，胆随胃降"的脏腑循环理论为指导，找出整体气机循环的问题所在，标在哪里，本在何处，然后对症用药，疏通这一循环使之恢复正常。

五脏六腑的整体循环理论，直接点明中医的核心本质。

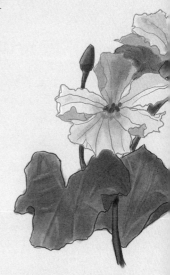

一、六气名目

厥阴风木（风）：	足厥阴肝	乙木
	手厥阴心包	相火
少阴君火（热）：	手少阴心	丁火
	足少阴肾	癸水
少阳相火（暑）：	手少阳三焦	相火
	足少阳胆	甲木
太阴湿土（湿）：	足太阴脾	己土
	手太阴肺	辛金
阳明燥金（燥）：	手阳明大肠	庚金
	足阳明胃	戊土
太阳寒水（寒）：	足太阳膀胱	壬水
	手太阳小肠	丙火

此所谓六气，归于六经。

二、六气从化

天有六气，风、湿、燥、热、寒、暑。地有五行，金、木、水、火、土。在天成象，在地成形。六气是五行之魂，五行是六气之魄，阴阳转换，互为其根。

人在天地之间，秉承天之六气而生六腑，秉承地之五行而生五脏，五行与六气齐备于人身。自身的气有强弱之别，偏颇之处是为内伤；天地之气有所偏颇，感于人身，这是外感之病。

外感与内伤，根源在六气。六气在天而言，初始之气是厥阴风木，在人则是肝经与之相应；第二气是少阴君火，在人则是心经与之相应；第三气是少阳相火，在人则是三焦之经与之相应；第四气是太阴湿土，在人则是脾经与之相应；第五气是阳明燥金，在人则是大肠经与之相应；第六气是太阳寒水，在人则是膀胱经与之相应。

天人同气相应，手足三阴三阳之十二条经络归为六气统管。

足厥阴肝经以风木主令，手厥阴心包经相火顺从足厥阴化气为风。足厥阴为主，手厥阴为从。手少阴心经以君火主令，足少阴肾经癸水顺从手少阴化气成热。足少阴为从，手少阴为主。手少阳三焦经以相火主令，足少阳胆经甲木顺从手少阳化气为暑。足少阳为从，手少阳为主。足太阴脾经以湿土主令，手太阴肺经辛金顺从足太阴化气为湿。足太阴为主，手太阴为从。手阳明大肠经以燥金主令，足阳明胃经戊土顺从手阳明化气成燥。手阳明为主，足阳明为从。足太阳膀胱经以寒水主令，手太阳小肠经丙火顺从足太阳化气为寒。足太阳为主，手太阳为从。

肾水化气上升，生成心火，所以手少阴心经以君火来掌管号令，主管气机生化运行，足少阴的肾水顺从手少阴的指令而化气。手太阳的丙火下降，化生足太阳的壬水，所以足太阳是寒水来司令，手太阳顺从足太阳的指令而化气。肝木生化成心火，初生时肝气旺盛而火气柔弱，肝气为母，心包为子，母强子弱，所以心包顺从肝气而化气。木气上升到心，此时心火旺盛而木气已衰，子壮母衰、火盛木衰，所以足少阳甲木之气顺从手少阳相火而化气。土气旺盛之时，太阴肺金初生，土强而金弱，所以太阴肺顺从脾土而化气，土生金之理是也。金气旺盛之时，土气就变得虚弱了，金盛而土衰，所以足阳明顺从手阳明大肠燥金之气而化气。这是基本的强弱从化的道理。然而如果是强的一方因病衰弱了，也会受到原本弱的一方的反侮。正常的状态是每一经的气机都会在升降过程中由弱变强再盛极而衰，这是自然之理。

三、六气偏见

偏见，"见"通"现"，出现、显现的意思。

人身之六气，不病就不会显现。如果其中一条经络病了，相应的病气就会显现出来。

正常健康的人六气调和，没有风、湿、燥、热、寒、暑的偏颇，所以不会显现这类病气。如果病了，六气不能互济，病气就会显现出来。比如，厥阴病就会风盛，是土气和金气虚弱了（土生金而金克木。木克土，故木气盛则土虚；金本克木，金虚则被木气反克）。少阴热盛和少阳暑盛就是金气和水气的虚弱造成的（肺金不能收敛相火、肾水不能制约心火）。太阴湿盛是肾水和肝木的虚弱造成的（肾水中阳气虚不能生发肝木温暖之气，肝气虚则生风而克土，使脾土不能通达上升，这是因为脾土之气的升发需要依赖肝木的疏散才能完成）。阳明燥盛是木气和相火虚弱引起的（木生火而火克金，木气和火气虚弱，被大肠庚金反侮）。太阳寒盛是相火和脾胃中土的虚弱引起的（火生土而土克水，火与土气虚弱，则土被寒水反侮）。

按照六气的本质，每一经的本气充实了，就能正常生发肃降，比如水生木、土生金，再如木克土、土克水。如果某一经病了，就会被侮或反克，比如正常的是土克水，而如果脾土虚弱就会反被水侮造成土湿泛滥，土湿泛滥则肝气不能升发，肝气不能升发则郁而为风，就会郁盛成灾了。

某一经之气偏盛，定是因为另一气的偏虚造成的。比如肝风盛，必是土、金之气虚弱。如果厥阴肝经的木气能正常生长升发，自然肝荣筋润、生机盎然，不会出现肝风郁盛的症状。如果少阴肾水能正常生长升发，那么心火自然通达上清不会生热。热气过旺，是肾水生长之气不旺造成的。阳明胃的戊土之气如果能正常地收纳下行，则阴气自然被肺金收敛而随之下降。如果胃不能降则肺金也不能收，燥气就会显现出来。如果膀胱壬水的相火能封闭收藏，肾水就会得到温暖而不至于过寒。如果肾寒，就是相火收藏的功能失常了。

脾胃的土气位于四维的中间（四维指心、肝、肺、肾），主管脾胃升降之机的叫作中气。肾水与肝木的生长升发，全靠脾土左旋上升带动；肺金收敛水火使之下降，全靠胃土右转下降带动。中气旺盛则五脏六腑的气机循环就能正常运行，中气衰败就不能够正常运转，导致风、湿、燥、热、寒、暑各种病气的显现。

土克水是五行的基本道理之一，但是土燥才能克水，土气虚弱就会反被水侮而湿气泛滥，不但不能克水而反被水侵害了。脾土水湿泛滥，肝木之气就不能正常上升，导致肝风邪盛、肝气郁结，不仅不能生火培土，还会伤害脾土，脾土也就愈发困顿衰败了。

肝藏血，而血化生于脾。太阴脾土干燥太过的话，会造成肝血枯竭、胆火上炎的病症，但通常是燥不敌湿，燥盛为病的除了伤寒阳明证之外并不多见，一切内外感伤之杂症根源都是脾湿。

四、本气衰旺

手足三阴三阳十二条经络，有六条经络主管气机生化，另外六条随从而化。随从而化的经络不能主管气机生化，要以主管的六条经络为主，所以说十二经统一于六气，明白六气的生长变化就可辨别十二经的病变。十二经统于六气，实际就成了三阴三阳六经而已，这也是六经辨证的由来。病气显现，要么显现主管气机生化的经脉的本气，要么显现顺从化气的经脉的气象，这是由六气的本气是衰弱还是旺盛来决定的。

手少阴是心的君火主管气机化生，足少阴肾水顺从而化热，这是常态。而足少阴容易出现寒病，这是从化的足少阴显现它的本气了。君火弱不能生热暖水，则水寒，"是司化者而现从化之气"。足太阳膀胱经以寒水主令，手太阳小肠经的丙火顺从而化寒，这是常态。而手太阳经容易出现热的症状，这是从化者自现它的本气。

足厥阴以风木之气主令，手厥阴心包经的相火顺从而化风，是常态，而手厥阴常常容易发生暑病。手少阳三焦的相火主令，足少阳甲木顺从指令而化暑，是常态，而足少阳容易患风病。手厥阴的暑症和足少阳的风症，都是从化者的本气显现，是火性生暑、木性生风的原因。

足太阴是湿土主令，手太阴顺从指令化湿这是常态，而手太阴却易得燥病。手阳明是燥金主令，足阳明胃的戊土之气顺从指令而化燥，这是常态，而足阳明常常易得湿气之病。这是从化者本气的显现，因为金的性情本是燥的，土的性情本是湿的。

太阳经虽然以寒水（寒）主令，却最易得热证。少阴经虽然以君火（热）主令，却最易得寒证。厥阴原本以风木（风）主令，却常因风气过于旺盛而致病。少阳原本以相火（暑）主令，而因火气衰败而生病的又不在少数。金气的本性是燥的（燥），却常因土湿泛滥、燥不敌湿而致病。土气的本性本是湿的（湿），足阳明戊土之胃气能从金化燥的不足十分之二三。

五、厥阴风木

厥阴风木所化生之气叫作风，在天为风，在地为木，在人为肝。足厥阴肝的风木主令，主管气机化生，手厥阴心包的相火从化于风木。因木气充盈了就化生火气（木实生火），所以此时风木气机旺盛，而火气初生还不够旺盛。

冬水（肾水）收藏，遇到春风鼓动，阳气随之生发。然而如果土气不能上升，水寒土湿，木气不能生长，就导致肝气郁塞而风气旺盛的病症出现。

木气之性是升发通达的，如果脾土湿气泛滥，就会抑制木气的生长升发，导致肝木郁塞而侵害脾土，风气不能升发，郁结而动就生疏泄（肝气主泄，肾主收藏），就会发生腹痛下利、亡血失精的症状。

肝藏血，肤色的荣华润泽是肝主管，肝郁风动就会导致血枯而容颜衰老；肝主筋，手指甲、足趾甲为筋梢，其荣华滋润受肝的影响，风气动则指甲、趾甲就会变得枯而脆缺乏韧性，筋脉也会干枯抟急缺少韧性和生机。凡是黑眼圈、唇色黑青、爪断筋缩之症，皆为肝郁、风木枯燥造成的。风动血枯造成的病症千变万化、层出不穷，所以说"风为百病之贼"，所有病的起因，无不是木气郁塞、郁而生风造成的。肝木之性是生长升发的，凡活力不足（生气不足）者，十之八九是肝木抑郁的原因。

木，位于水与火的中间位置，若其病了则土和木郁迫、水与火不能互济，外燥而内湿，上热而下寒（水火就是肾、心；上热以心肺为主，是胃气不降、肺金不收的原因；下寒，肾水易寒也，水火不能互济的原因）。手厥阴心包的相火顺随木气而化风，是常态的，但如果木气抑郁，厥阴心包就会显现它自身的气，因此厥阴之病，在下是寒和湿都盛，在上则是风和热并发，这是它的气的本性使然。

六、少阴君火

少阴君火，在天为"热"，在地为"火"，在人为"心"。

少阴以心火主令，手少阴心的丁火与足少阴肾的癸水统一归于君火。水中的阳气（肾水为阴中之阴，阴极生阳而含有微弱的阳气）是火的根源，阳气向上升发逐渐旺盛而生成心火，肾的寒水顺从心的热气而化气，所以少阴一经虽然是水火同在一经，却单独以"君火"来命名。

君火，从足少阴肾升发而来，阳气充足的话手少阴就能正常主令化生气机，肾水暖而不至于寒。如果阴气过盛，火不能胜水，足少阴此时反侮手少阴，心火也就随之变成寒灰，不能发挥正常的作用了。

心火，虽然主管气机化生，而制约之权却在肾水，所倚仗的不过是火能生土，而土能克水。但土虽然能克水，而百病所生，又往往是因为土湿的缘故，脾土湿气泛滥，不但不能克水，反而被水所侮了。

土克水致病的，只有伤寒阳明承气证（见《伤寒论》）这一个病症，其他的则是寒水侮土。土湿泛滥，火随之衰败而致病，所以少阴之病，必然是火衰、土湿的原因。

至于上热（俗称"上火"，指头、颈、胸腔等上焦部位的热病），这是相火向上逆行造成的。心火中有液，这个液是肾水的根源，阳极生阴，阴从火中而生也。相火逆行向上，心和肺受灾受刑，心液消亡干枯而肺金不能收敛，则随之上炎，就出现了上热的症状。这是相火逆行的原因，不是心的问题。心与肾，本是水火互济，相火向上逆行之后，火不能下降暖水，水不能上升润心，所以在上为热，在下必是寒证，肾水寒也。

血的根源在心，收藏在肝；气的根源在肾，收藏在肺。火向上逆行生热，治法是使它清凉；水的寒证，治法是使它温暖。所以，养肝血要温，补心血、养肺气要清凉，补肾之气要暖，这是基本法则。

七、少阳相火

少阳相火化生"暑"气，在天为"暑"，在地为"火"，在人为"三焦"。手少阳三焦经的相火主令，足少阳胆经的甲木之气顺从手少阳三焦经的指令化气。火生于木，木气传到相火，此时火盛而木气已衰，所以足少阳胆经顺从手少阳三焦经化气。

三焦的火，随足太阳膀胱经向下运行，温暖肾水。君火从少阴肾生发，下降于手；相火从手生发，下降于足。相火下降而水能暖，水能暖才能上升而生发君火，水气才能得以通畅调和，所以三焦独管水路循环。《素问·灵兰秘典》曰："三焦者，决渎之官，水道出焉。膀胱者，州都之官，津液藏焉，气化则能出矣。"

《灵枢·本输》曰："三焦者，入络膀胱，约下焦，实则闭癃，虚则遗溺。"相火蛰藏，则肾水温暖、膀胱清利，行使排泄的功能不至于遗溺失控，行使敛藏的功能也不至于闭塞不通，则水道自然通畅调和。肾主收藏，相火入肾则水暖，相火陷入膀胱则水府闭癃而小便就梗涩不通了。

手部经络的阳气是清轻上升的，足部经络的阳气是浊重沉降的。手少阳病了是阳气不升，足少阳病了是相火不降。凡是上热的症状，都是甲木（足少阳胆经）不能下降而上逆的缘故，与三焦无关。肺金收敛相火，随胃气下降，被肾水收藏。如果胃气不降，肺金逆行向上，则相火向上炎烧而为病。

足少阳虽然是顺从三焦的指令而化火，但它原本属于甲木之气，若其病的话就兼显现本气。相火逆行，则克庚金（大肠），足少阳甲木之气向上侵凌则贼戊土（伤害胃）。手足阳明的气本来就是燥热的，木与火双双逆行炎上，则燥热郁发，所以少阳之病大多会传于阳明。然而少阳的气，处于阴气开始生长、阳气渐消之际，其火虽然旺盛，却也是容易衰败。阴气消、阳气长则健壮，阴气长、阳气消则病。因相火衰败而病的，十个有八九个都是；因相火旺盛而病的，十之一二而已（伤寒少阳病是也）。

八、太阴湿土

太阴土气化生湿，在天为"湿"，在地为"土"，在人为"脾"。太阴湿土主令，掌管气机生化，肺金顺从湿土而化气。阳明是燥金之气主令，胃土顺从燥金而化生燥。脾土的湿是本气，胃土的燥是从化之气，所以胃的燥不敌脾的湿，如果病了，因为燥而致病的少，大多是因为脾湿。

太阴脾土是气机上升的枢纽，脾升则肾水和肝木随之俱升。土气上升，是脾脏的阳气生发，如果阳气虚弱，就会导致土湿泛滥不能生发上升，脾土不升，则肝木和肾水也都随之郁陷而不能升。

心火和肺金位于上焦，肺金收敛心火向下降于戊土（胃），胃气如果壅塞不能下降，那么心火和肺金也没有了下降的通路，只能向上逆行炎烧，俗称"上火"。而心火和肺金逆行上炎，肝木和肾水郁塞不能上升，其根源全在脾湿泛滥。土本来是克水的，由于阳气衰败的原因，导致反被水侮，土湿成病。

《子华子》曰："阴阳交，则生湿。"湿气，位于水与火的中间地带，上焦湿就会化火为热，下焦湿就会化水为寒。然而上焦也会有湿寒，下焦也会有湿热。

湿气旺盛，气郁不舒，津液不能正常循环运行。如果再加上火气旺盛，就会把郁结的湿气熏蒸为胶痰；如果火气衰弱，就会导致湿气泛滥而生寒，这是湿寒在上的原因。

湿气旺盛、水气郁塞，膀胱排水就会不利。在火气衰弱时就会小便频繁、遗精滑泄，这是湿寒在下焦的表现；火气旺盛时，小便就会梗涩不利、颜色黄红浑浊，这是湿热在身体下焦的表现。

小便发黄，是脾土气色下传造成的；小便发红，是肝木气色下陷的原因。肾水为阴，阴极生阳，阳气升发到心为君火，肺金收敛向右旋转下降变为相火，此相火与君火名异而实同，火的根在水。水中阴气生阳，上升化成肝木，继续上升而化为君火。如果脾湿阳气不能升，则肝木上升的通道也随之堵塞，就会向下郁陷生热，木气不能舒展升发就会把郁热传给脾土（木克土），脾土受此侵害又会影响到膀胱（壬水，土克水）。五行的本性，某一脏或腑如果病了，就会把病情传导给受它所克的脏腑。

阴气容易泛滥，阳气容易衰弱。阴盛则病，阳气衰绝就会死，若一味泻火伐阳，则危害极大。

九、阳明燥金

燥，是从阳明的金气化生而来。在天为"燥"，在地为"金"，在人为"大肠"。

阳明以燥金主令，主管气机化生，胃土顺从燥金而化气；太阴以湿土主令，肺金顺从湿土化气。胃土的燥气是从化之气，不是主令之气，所以阴盛的情况下，胃土常常是湿病；肺金的湿气是从化之气而不是主令之气，所以阳盛的情况下，肺金多是燥病。

太阴的本性是湿的，阳明的本性是燥的，燥和湿的调和、平衡在于中气。中气旺盛，肺金化气于湿土（脾）而肺不会得燥病，胃土化气于燥金（大肠）而胃不会得湿病。如果中气衰弱不振，就导致阴阳不能互济，燥和湿的症状就会显现出来。

湿气泛滥，燥气衰弱，湿胜其燥，导致饮食减少、小便梗涩不利、大便滑溏泄泻。如果燥气胜过湿气，则出现饿得快、容易干渴、小便畅利、大便坚硬。

人体阴气容易泛滥，而阳气容易衰落，燥胜者少，湿胜者多。肺金得湿病的十之八九，胃土得燥病的一百个里面不过两三个。

阳明的本气是燥，常常因为湿胜土败而病。土燥胜水的情况，只有伤寒阳明这一个症状，除此之外再无其他因燥而病的情况，所以张仲景说过"少阴负趺阳者为顺"

（少阴肾水不敌阳明戊土的阳气）。火盛则土燥，水泛则土湿，阳盛土燥的能活，阳衰土湿的会死。土能胜水，中气就不会衰败，中气充足自然身体强健。

燥处于寒和热之间，上焦生燥就会化火成热，下焦生燥就会化水成寒。反胃噎膈之病，大便干结如羊粪，这都是胃湿肠燥造成的。

湿，是阴气中的邪气，它的本性是亲下的，所以湿病的根源在脾，而症状表现在膝和踝部；燥，是阳气中的邪气，它的本性是亲上的，所以燥的根源在大肠，而症状表现在肘和腕部。阴邪居下，阳邪居上，这是不变的道理。

人体上焦的燥热，根源却是中下焦的湿气。中风的病人，血液干枯减少，筋脉萎缩，然而膝踝是湿病，肘腕是燥病。如果己土（脾）不湿，自然肝木繁荣、血液流畅、骨韧筋荣，风又能从哪里来呢？

为医者，最基本的是要明白燥和湿的此消彼长的道理。

十、太阳寒水

太阳经的水气化生寒，在天为"寒"，在地为"水"，在人为"膀胱"。

太阳经以寒水主令，主管气机化生。足太阳膀胱经为水，手太阳小肠经为火，水火异气，统一受寒水的指令，是因为水位于下而生于上（水是从肺金收敛肃降化生而来）。

水的本质是寒凉的，手少阳三焦的相火随足太阳经向下运行，水得到这个火的温暖就不会寒凉。肾水应暖，壬水（膀胱）应该保持清凉，这是正常状态。

水的本性善于收藏，火被收藏于内，水收敛于外，是正常的状态。木火主管体内，从体内生长而来，所以体内的气常常能够温暖；金水主管皮表，是从皮表收藏而来，所以表层的气常常是清凉的。

血从木火之气生长而来，所以血温暖而从内部生发；气从金水化生而来，所以气是清轻而外敛的。人的经脉，厥阴位于里，感受到春天生发之气就会从内部开始生发；接着是少阴，夏天之气也是从内部生长；再接着是阳明，秋气从外而收敛；最后是太阳，太阳经在表，是冬气的外藏。阳气能收藏则外清凉而内温暖；阳气外泄则内寒而外热，外部本应该是寒水却成了热火，内部本应该是温泉却成了寒冰。外越热则内越寒，生长之气绝了，就会死。癸水（肾）温暖、壬水（膀胱）清凉就健康，反之就是病。由于丁火（心）是从癸水（肾）化生而来，所以少阴的脏器经络容易得寒病；壬水（膀胱）是从丙火（小肠）化生而来，所以太阳的腑和经络最容易得热病。

热病在壬水，寒病在癸水，膀胱热是病，肾寒是病。

十一、六气治法

张仲景的《伤寒论》，以六经立法，六经对应六气。医者必须明白六气的性情形状，而后才能知道六经之症。六经的变化虽多，总不过是六气。先圣之法，一线莫传，凌夷至于今日，不堪问矣。

（一）治厥阴风木法

桂枝苓胶汤

茯苓　甘草　桂枝　白芍

当归　阿胶　生姜　大枣

上热的加黄芩，下寒的加干姜、附子。

（二）治少阴君火法

黄连牡丹皮汤

黄连　白芍　生地黄　牡丹皮

少阴病，水胜火负，最容易生出寒证，如果下寒则加花椒、附子。

（三）治少阳相火法

柴胡芍药汤

柴胡　黄芩　甘草　半夏

人参　生姜　大枣　白芍

【组方浅析】柴胡、黄芩、白芍清热泻火，生姜、半夏肃降肺胃上逆之气，人参、甘草、大枣滋养脾胃。火气上炎、肺金枯燥，须清金润燥，肺胃不能肃降则火气不消，尤须重用半夏。

（四）治太阴湿土法

术甘苓泽汤

甘草　茯苓　白术　泽泻

（五）治阳明燥金法

百合五味汤

百合　石膏　麦冬　五味子

（六）治太阳寒水法

苓甘姜附汤

茯苓　甘草　干姜　附子

太阳病最容易化生湿热，这是膀胱经化气于小肠丙火而受制于脾的湿土的缘故。若有湿热，应当用栀子、石膏一类的药物清热。

卷三·脉法解

　　初习脉法，明白寸、关、尺的部位和所属经络脏腑是基础，张仲景给出了"八纲""六经"的诊断方法。六经就是手足三阴三阳经络，脉法可参照卷二"六气解"学习。八纲，就是通过诊脉，先分辨出病在阴还是在阳，阴盛还是阳盛，阴虚还是阳虚，所以八纲的前两纲是阴阳，在此基础上进一步要分清病在表还是在里，这叫表里。再接下来是表虚还是里虚，分虚实，然后分寒热，是寒证还是热证，是上热下寒、里热外寒，还是外热里寒等，总结起来就是阴阳、表里、虚实、寒热。这八纲六经是常用诊脉辨证的方法。

　　本卷所述的二十四脉，把常见和不常见的脉象一一解释清晰，对脉法有一定的了解后，用心参习本卷内容进一步提高脉诊水平。

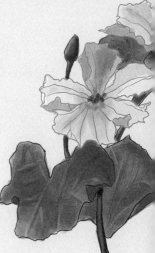

六腑消磨饮食，使食物精华奔流于经络，遍布周身，在气口汇聚，气口成寸，通过气口脉象变化可以决断生死。

医法失传，脉理也随之烟消云散，庸医世代不穷，害人无数。为彰显医理脉法，乃作此脉法解。

一、寸口脉法

饮食进入胃，消磨吸收，其精华流贯经络，化生为气血，气血周流全身，呈现在气口，成尺成寸。气口，就是手太阴肺经的腕部动脉处。分为寸、关、尺三部。

寸口脉法，即气口。如图2所示，靠着掌根处为"寸"，沿手臂向下挨着就

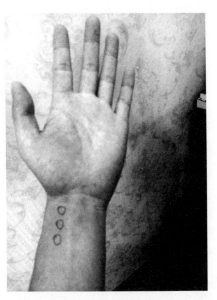

图2　寸口脉法

是"关"，再向下为"尺"。寸脉为阳在上，尺脉为阴在下，关脉位于阴阳的中间。

左寸用来判断心和小肠，右寸对应肺和大肠。左关用来判断肝和胆，右关对应脾和胃。左、右尺对应肾与膀

胱，心包和三焦相火随膀胱壬水向下蛰藏，也附于此处。

用法：医者食指、中指、无名指三指指腹按在病人寸、关、尺三处，轻按取浮脉，略加力按用来观察中脉，用力按到底观察沉脉，寸、关、尺之浮、中、沉具备了，根据脉象判断病在何经络、在何脏腑，判断阴、阳、表、里、虚、实、寒、热，然后对症施治。

关于取脉时的三指距离，可以根据病人体形灵活调整。若病人身高臂长，医者三指距离就相应的略长，若病人身矮臂短，则医者三指距离就略收。另外，小儿脉法，由于小儿身形短小，传统的脉法有一种用大拇指指肚管寸、关、尺三处，叫一指定三关。

《素问·脉要精微论》曰："尺内两旁，则季胁也，尺外以候肾，尺里以候腹。中附上，左外以候肝，内以候膈，右外以候胃，内以候脾，两关部也。上附上，右外以候肺，内以候胸中，左外以候心，内以候膻中，两寸部也。前以候前，后以候后。上竟上者，胸喉中事也，下竟下者，少腹腰股膝胫足中事也。"这段话的解释，历代医家不一，黄元御在《素问悬解》里面对这一段话的解释："尺内两旁，则季胁以下之部也，尺之外侧以候肾，尺之内侧以候腹，此诊下焦之法也。中附上，两关脉也，左之外以候肝，内以候膈，右之外以候胃，内以候脾，此诊中焦之法也（中附上，黄元御明确的说是两关脉）。上附上，右之外以候肺，内以候胸中，左之外以候心，内以候膻中，两寸部也。此诊上焦之法也。前部之脉以候前半，后部之脉以候后半。上竟上者（此处黄元御注解为"尽"），胸膈咽喉中事也，下竟下者，少腹腰股膝胫足中事也。"

总的来说，《黄帝内经》的脉法比较复杂，临床使用寸关尺取浮沉，仅判断心、肺、大肠、小肠、肝、胆、脾、胃、肾与膀胱足矣。

手三阳经，从手上升到头部，大肠和小肠虽然是至浊之气，而经脉行于头上则是至清之气，所以与心肺同候于寸，用寸脉来判断。秦越人《难经·十难》，实为定法，现在多用两尺脉判断大肠和小肠，须慎思用。

二、寸口人迎脉法

气口脉（寸口脉），就是手太阴肺经的动脉，手腕部动脉。人迎脉，就是颈部喉结旁动脉，属足阳明胃经。太阴经脉的气运行于三阴（太阴、厥阴、少阴）经脉，所以寸口脉可以用来诊断五脏变化；阳明经的气机运行于三阳（太阳、少阳、阳明）经脉，所以人迎脉可以用来诊断六腑。因为手太阴经脉是五脏之首，而足阳明经脉是六腑之首，所以取此两处。

五脏阴气盛则人迎脉小而寸口脉大，五脏阴气虚则人迎脉大而寸口脉小；六腑阳气衰则寸口脉大而人迎脉小，六腑阳气盛则人迎脉大而寸口脉小。《灵枢·禁服》

中言："寸口主中，人迎主外……春夏人迎微大，秋冬寸口微大，如是者名曰平人。人迎大一倍于寸口，病在足少阳；一倍而燥，在手少阳；人迎二倍，病在足太阳；二倍而燥，在手太阳；人迎三倍，病在足阳明；三倍而燥，在手阳明。盛则为热，虚则为寒，紧则痛痹，代则乍甚乍间……人迎四倍，且大且数，名曰溢阳，溢阳为外格，死不治。"（寸口脉主中、主里，人迎脉主外、主表。春夏季人迎脉脉象微大，秋冬季寸口脉脉象微大，这是健康正常的脉象。如果人迎脉大于寸口脉一倍，则病在足少阳胆经，如果兼躁动不均匀，是病在手少阳三焦经……脉盛为热，虚弱为寒，脉紧是有痛痹症状，脉象代则忽快忽慢。人迎脉大四倍以上，脉象大而且数，叫作"溢阳"，这是"外格"，必死而无可医治。）《灵枢·禁服》又言："寸口大一倍于人迎，病在足厥阴；一倍而燥，在手厥阴；寸口二倍，病在足少阴；二倍而燥，在手少阴；寸口三倍，病在足太阴；三倍而燥，在手太阴。盛则胀满、寒中、食不化，虚则热中出糜、少气、溺色变，紧则痛痹，代则乍痛乍止……寸口四倍，且大且数，名曰溢阴，溢阴为内关，死不治。"（寸口脉象大于人迎一倍，病在足厥阴肝经，兼有躁动不均匀的，病在手厥阴……脉盛则胀满、内寒、饮食不化，脉虚弱则内热出现糜烂、少气、小便颜色变深，脉紧则有痛痹，脉象代则会忽痛忽止。脉大四倍以上为"溢阴"，这是"内格"，是无药可医的死症。）

《灵枢·经脉》曰："人迎与脉口（即寸口）俱盛四倍以上，名曰关格，关格者，与之短期。"（人迎与寸口脉，都比正常脉象旺盛达到四倍以上，为"关格"，表示死期临近。）

《灵枢·五色》曰："人迎盛坚者，伤于寒。气口盛坚者，伤于食。"因为气口（寸口）主里，伤于食就会郁塞在内部，所以气口旺盛而坚实；人迎主表，伤于寒就会郁于外部，所以人迎旺盛而坚实。

人迎和三部九候脉法，自秦越人《难经》一出，世人就很少用了，至今都是只取寸口脉法，以其简便高效而取代了《黄帝内经》的三部九候脉法。寸口脉分寸、关、尺，每一脉又分浮、中、沉，这是《难经》的三部九候脉法，为常用脉法。

三、三部九候脉法

十二条经络（手三阴经、手三阳经、足三阴经、足三阳经）都有动脉，上部的动脉在头，中部的动脉在手，下部的动脉在足，这是三部。一部分为三候，这是九候。《素问·三部九候论》曰："人有三部，部有三候。"

三候，分天、地、人三种，每一部的上部为天，下部为地，中部为人。上部的天是两额的动脉，足少阳胆经的额厌处；上部的地是两颊的动脉处，足阳明胃经的地仓、大迎位置；上部的人，是耳前的动脉，手少阳三焦经的和髎位置。

中部的天，是手太阴肺经的太渊、经渠位置；中部的地，是手阳明大肠经的合谷位置；中部的人，是手少阴心经的神门位置。

下部的天，是足厥阴肝经的足五里位置，女子则选取足厥阴肝经的太冲；下部的地，是足少阴肾经的太溪位置；下部的人，是足太阴脾经的箕门位置，胃气的诊断则要选取足阳明胃经的冲阳，张仲景称为"趺阳"。

上部的天用来诊断头角之气，地用来诊断口齿之气，人用来诊断耳目之气；中部的天用来诊断肺，地用来诊断胸中之气，人用来诊断心；下部的天用来诊断肝，地用来诊断肾，人用来诊断脾胃之气。

这是三部九候的脉法。

《难经》的三部九候，是单取手腕动脉，即寸口脉法，寸、关、尺为三部，每一部又分为浮、中、沉三候，共九候，这是与《素问》《灵枢》不同的，然而《素问》《灵枢》的脉法早已被寸口脉法所取代。本部分的三部九候脉法，仅做简单了解即可。

四、脏腑脉象

五脏为阴，六腑为阳，阳在表，阴在里。肝脉弦，软弱轻虚而滑，端直以长；心脉洪，洪大旺盛；脾脉缓，缓和柔韧；肺脉涩，与滑相对，所谓"尺应滑而寸应涩"是也；肾脉沉，肾脉为阴，阴在里，所以脉沉，如果浮、大、数等现象出现，是肾虚、肝胆下陷的症状。

脉象甚者为脏，微者为腑。那么何为"甚"，何为"微"呢？《难经》中言："心脉急甚者，肝邪干心也，微急者，胆邪干小肠也；心脉大甚者，心邪自干心也，微大者，小肠邪自干小肠也；心脉缓甚者，脾邪干心也，微缓者，胃邪干小肠也；心脉涩甚者，肺邪干心也，微涩者，大肠邪干小肠也；心脉沉甚者，肾邪干心也，微沉者，膀胱邪干小肠也。"其他脏腑以此类推。

"甚者沉而得之，微者浮而得之。""沉"指的是把脉时手指用力往下按，"浮"指的是把脉时手指轻按即得，通过感受到的脉象变化来辨证。

仲景脉法言："浮为在表，沉为在里，迟为在脏，数为在腑。"脉象浮，病在表；脉象沉，病在里；脉象迟，病在脏；脉象数，病在腑。

阳气在外，阴气在内。腑气内交脏气，脏气外交腑气，则阴阳平衡而脉息调和。如果腑病了则气不能内交，所以脉象只有浮而不沉；如果脏病了则气不能外济，所以脉象沉而不浮。

五、四时脉体

天地之气，在春季和夏季是生长的，在秋季和冬季是收藏的。而人体的气机循环和天地之气是一致的。阳气生长，脉象就是浮升的；阴气收藏，脉象相应的就是沉降的。所以春天的脉象是上升的，阳气初生，脉象也如初生嫩芽的柔软枝条；夏天阳气逐渐达到鼎盛，所以脉象是浮起来的，洪大有力；秋天的脉象也是浮的，浮中有沉降之机，是因为秋天阳气渐收而阴气渐生，阴气生则收敛而肃降；冬天的脉象是收藏的状态，地冻天寒、万物蛰藏，气机也是这样，深沉的蛰藏在体内。所以说，春脉升，夏脉浮，秋脉降，冬脉沉。

《素问·脉要精微论》曰："天地之变，阴阳之应。彼春之暖，为夏之暑；彼秋之忿，为冬之怒。四变之动，脉与之上下，以春应中规，夏应中矩，秋应中衡，冬应中权。是故冬至四十五日，阳气微上，阴气微下；夏至四十五日，阴气微上，阳气微下。阴阳有时，与脉为期……春日浮，如鱼之游在波；夏日在肤，泛泛乎万物有余；秋日下肤，蛰虫将去；冬日在骨，蛰虫周密，君子居室。"人体的阴阳变化与天地相应。春天的暖发展成夏天的暑热，秋天的萧索发展成冬天的肃杀寒凉，脉象的变化与四季的变迁相应。春天的脉象应合于规（圆润），夏天的脉象应合于矩（方正洪大），秋天的脉象应合于衡（度量衡之意，浮有沉意），冬天的脉象应合于权（秤砣，沉伏之意）。所以冬至四十五天，阳气渐生而阴气渐收，夏至四十五天阴气渐生而阳气渐收。天地阴阳之变化与脉象是一致的……春脉上浮，如鱼游于水中；夏脉在皮肤，洪大充盈；秋脉微沉收于皮肤之下，如蛰虫将要归洞穴；冬脉沉伏在骨，如同蛰虫深藏。

升、降、浮、沉的脉象是随着季节的变化而变化的：寸脉本是浮的，而一到秋冬季节就会出现下沉的脉象；尺脉本是下沉的，而一到春夏季节就会出现上浮的脉象。浮中有沉，沉中有浮。

仲景脉法言：春弦、夏洪、秋浮、冬沉。即春脉沉而有上浮之意；夏脉浮起而洪大；秋脉浮而有沉意；冬脉全部沉了下去，阳气蛰藏。

六、真脏脉义

脾胃之土，是心、肺、肝、肾这四维的中气。脾土为阴而含有阳气，所以脾阳向左旋转而上升化肝木之气，木气上升，温气化为热，生成心火；胃土为阳而含阴气，所以胃阴向右旋转下降而化肺金之气，金气下降，凉气化为寒，生成肾水。心、肺、肝、肾这四象的分别，实际是脾胃的气机左升右降变化而来。

脾胃是后天之本，是四象之母，母气亏败衰弱，四脏失去滋养，脉象显现出它的本气之象，就是死期将至。所以四脏的脉象，必须以胃气为根本才是健康的。

肝脉弦，心脉如钩，肺脉如毛，肾脉如石，脾胃脉和而缓。四象之脉不显现它的本脉之象，而是和而缓的，这是因为这四象（心、肝、肺、肾）都含有胃气的原因。如果这四脏显现出弦、钩、毛、石的脉象，而没有了轻柔和缓的胃气，就是"真脏脉"。真脏脉的出现，就是胃气衰竭的表现，必死。

《素问·玉机真脏论》言："脾脉者，土也，孤脏以灌注四旁者也。"脾土灌注滋养心、肝、肺、肾。

正常人禀受胃气，胃气是常气。人没有了胃气为"逆"，逆者死。

《素问·平人气象论》言："平人之常气禀于胃，胃者，平人之常气也。人无胃气者曰逆，逆者死。"

水谷饮食，是人后天的生命之本，无胃气者水谷不进，所以脉无胃气的必死。这里所说的无胃气的脉象，就是只显现脏器本来之气的脉象，叫"真脏脉"。

真肝脉象，里外急促，如同手指按着刀刃滑动（如循刀刃责责然），如同按在琴和瑟的弦上一样的感觉。肤色表现为青白色、枯而不润，毛发没有韧性易折断，死证。

真心脉象，坚硬而有力（坚而搏），如同按着薏苡仁一样一粒接一粒（如循薏苡仁累累然），肤色表现为红黑色不润泽，毛发没有韧性而易折断，死证。

真脾脉象，弱，并且忽快忽慢，肤色为黄而青，枯而不润，毛发无韧性易折断，死证。

真肺脉象，洪大、虚弱无力，如同羽毛落在皮肤上的感觉，轻飘无根、无力。肤色白而微红，枯而不润，毛发无韧性易折断,死证。

真肾脉象,搏而绝,脉来如同石子打在手指肚上,或者如手指弹击石头般辟辟作响。肤色黑而黄、枯而不润,毛发无韧性易折断,死证。

"诸真脏脉见者,皆死不治也。"真脏脉显现,都是死证。五脏都禀受胃气,胃气是五脏的根本。五脏的气不能够自己到达手太阴寸口,必须禀受了胃气之后才能到达寸口并显现出相应的脉象。如果邪气胜,精气衰败,病重的,胃气不能与该脏之气到达手太阴,所以真脏之气单独出现,这是病气胜过了脏气,病胜脏,则死。

土位于四维(心、肝、肺、肾)的中间地带,是一身的元气。土生于火,而火常会死于水。所以张仲景垂训:"以少阴负趺阳为顺。"就是说阳气充足为顺。如果少阴水气泛滥就会火灭而土败,阳不敌阴则病。

七、浮沉大小

寸口脉象,心脉、肺脉是上浮的,肝脉、肾脉是下沉的。脾胃脉居中,位于沉与浮之间。阳气浮而阴气沉,是气的本性。

然而阳主降,阴主升(阳极生阴,肺金收敛心火下降化生肾水;阴极生阳,肾水化生肝木,再上升化为心火),所以阳气虽然是上浮的,却含有下沉之意;阴气虽然是下沉的,却带有上浮之意。浮而微沉,阳气不会飞散；沉而微浮，阴气不会寒凝。

如果寸脉只浮不沉，是阳气向上飞散不能收敛；尺脉只沉不浮，是阴气寒郁下陷不能升发。阴阳不能互济，水火分离，上热而下寒，则百病丛生。

阴阳升降之权，在于中土。脾土升则肝木随之而升，化生清阳之气；胃土降则肺金随之下降，化生浊阴之气。阴阳互为其根，水火互济，所以寸脉不能只有浮，尺脉也不能只有沉。

木气不能正常升发就会侵害土气，使中土升降失职。木生于肾水，长于土，如果土气调和能正常升发，则肝气随脾土上升，胆气随胃土下降，肾气能生长升发，肺气能收敛肃降，木气自然繁荣畅达不会郁塞。如果土气弱，不能使木气畅达，则肝郁下陷、胆火上逆而生病。木气的病邪横侵中土，脾不能升而胃不能降，于是两关的脉象就大。左关脉大，是肝脾郁塞不能升；右关脉大，是胆胃郁结不能降。

胆木顺从相火化气，从右下降，带动相火随之下降蛰藏，使相火不会逆行上炎。若胆木不能下降，相火就会逆行上炎，肺金被侵害，清气郁蒸而生上焦之热，于是右寸脉也大。

肝木主升，如果不能升发就会郁塞抑遏而生下焦之热，于是左尺脉也大。

右寸脉大，是胆胃上逆、肺金不能收敛肃降的原因；

左尺脉大是肝木郁陷不能升发的缘故。

胃主降，如果胃气不能降而是上逆，就会出现恶心、呕吐一类的症状；脾主升，如果脾不能升而是下陷，就会造成清气郁塞也不能上升，于是出现饮食不化、胀满泄利等症状。肺藏气，它的性情是收敛下降的，如果肺金不能收敛肃降而是向上逆行，气机也随之逆行郁塞于上；肝藏血，它的性情是向上生长升发的，如果肝木向下郁陷，血就不能温升而是下陷脱血，则出现经血不止、痔疮、痢血、便血等症状。

肺主收敛，肝主疏泄。血上升而不至于向外流溢而出，是肺金收敛的原因；气下降而不至于凝固郁结，是肝木疏泄的原因。

木气下陷导致血脱于下，金气不收则血向上溢出。以此推断，凡是惊悸、吐衄、盗汗、遗精一类的症状，都是金气不能收敛的原因；淋癃、泄利、嗳腐、吞酸一类的症状，皆是木气不能升发造成的。

金气上逆不能收敛，就会导致君火失根而左寸脉脉象大；木气下陷滥行疏泄，则三焦相火下拔而右尺脉脉象也大。

脉象大的，是气有余的表现。《黄帝内经》中所说的"大则病进"（脉象大而病情加重），另有玄机，并不是后世医书所说的阳盛阴虚。

总之，肺金上逆不能下降，右寸脉大，左寸脉受相火上逆的影响也会脉象变大；左关脉大是肝脾郁塞不能上升，右关脉大是胆胃郁滞不能下降；左、右尺脉大是肝木和三焦相火下陷造成的。

八、二十四脉

1. 浮沉

浮、沉是阴阳二气的特性。《难经》曰："呼出心与肺，吸入肾与肝，呼吸之间，脾受谷味也，其脉在中。"呼出为阳，其脉在心与肺，其脉浮；吸入为阴，其脉在肾与肝，其脉沉；呼与吸的中间为脾，脾受谷味消化食物，其脉在阴阳之间。

心肺的脉象都是浮的，浮而大散是心脉，浮而短涩是肺脉。肾与肝脉都是沉的，沉而濡实的是肾脉，沉而牢长的是肝脉。脾胃位于阴和阳的中间，气在呼吸之间，脉在浮沉之半，脾胃脉的位置叫作关，是阴阳变化的关口，阴气从这里上升成寸，阳气从这里下降为尺，掌管开合升降之权，所以叫作关。

阳盛则寸脉上浮，阴盛则尺脉下沉，阴盛于里，阳盛于表。仲景脉法说："浮为在表，沉为在里。"这是必定的法则。然而脉象的浮沉可以用来判断表里，不可以用来判定阴阳。《难经·三难》曰："关以前者，阳之动也，脉当见九分而浮，过者法曰太过，减者法曰不及，遂上鱼为溢，此阴乘之脉也；关以后者，阴之动也，脉当见一寸而沉，过者法曰太过，减者法曰不及，遂入尺为覆，此阳乘之脉也。"（关脉之前为寸脉，为阳，阳脉浮是常态，过于浮和不够浮都是病脉，阴气上溢于鱼际之分，侵占了阳脉的位置，是阴乘阳位之脉象。关脉之后为尺脉，为阴，脉象下沉是其常态，过于沉和不够沉都是病脉，阳气下陷侵占尺脉位置，是阳乘阴位的脉象。）

阳乘阴位，清阳不能上升，郁陷向下覆盖尺脉；阴乘阳位，浊气不能下降，所以向上溢于寸脉。上溢的，是脉过于浮而阴乘阳位，浊阴上逆；下覆的，是脉过于沉而阳乘阴位，阳气下陷。所以说浮脉不能轻率断定为阳，沉脉不能轻率断定为阴。

浮沉之中有虚实：浮脉弱而小、沉脉实而大，是阳气虚于表而实于里，阳气外虚里实；沉脉弱而小、浮脉实而大的，是阳气里虚而外实。

浮大的脉象白天加大，沉细的脉象夜里加重，则浮大之脉白天死，沉细之脉夜间死。诊断的人应该懂得在浮沉之间辨别虚实。

2. 迟数

迟和数这两种脉象，是阴气和阳气的气机表现。《难经·九难》曰："数者腑也，迟者脏也。数者为热，迟者为寒。"

经脉之动，与计时的漏刻相应，呼气一次脉搏跳动两次，吸气一次脉搏跳动两次，呼吸定息脉再跳一次，共跳五次，这是气的常态。脉搏跳动的次数多于这个标准就是"数"，少于这个标准就是"迟"。五脏为阴，六腑为阳，脉数是阳盛病在腑，脉迟是阴盛病在脏，阳盛则热，阴盛则寒。脉数到极致，为"至"，脉迟到极致，为"损"。这是一定的法则。

然而脉迟不一定都是寒，而脉数也不一定都是热。仲景脉法说："趺阳脉迟而缓，胃气如经也。"寸口脉象缓而迟，缓则阳气渐生渐长，迟则阴气旺盛，阴阳相抱，营气与卫气都正常运行，刚柔相得益彰，是中气强盛的表现。

所以迟缓的脉象，是趺阳和寸口的平常脉象，不能错以为是寒。

仲景脉法又说："病人脉数，数为热，当消谷饮食，而反吐者，以发其汗，令阳气微，隔气虚，脉乃数也。数为客热，不能消谷，胃中虚冷故也。"（病人脉象为数，数应该是热，应该能很好地消化食物，但是这时候反而会出现呕吐的现象，为什么呢？是因为之前用药发汗导致阳气虚弱，膈气虚，脉象就表现为数，是虚热不是实热。不能消化食物，是胃中虚冷的原因。）所以说，这时候的脉象数，不能判定为热。

脉象不论迟还是数，乖戾失度则死。《难经·十四难》说："一呼再至曰平，三至曰离经，四至曰夺精，五至曰死，六至曰命绝，此至之脉也；一呼一至曰离经，二呼一至曰夺精，三呼一至曰死，四呼一至曰命绝，此损之脉也。"（呼气一次的时间，脉搏跳动两次为正常脉象；跳动三次为离经，脱离了正常的脉象；跳动四次是精气衰脱；跳动五次为死脉，六动命绝，这是"至"脉。一次呼气的时间，脉搏跳动一次是离经，两次呼气的时间脉搏跳动一次是精气衰脱，三次呼气时间脉搏跳动一次是死脉，四次呼气时间脉搏跳动一次则命绝，这是"损"脉。）

人将死的时候，脉迟的少，脉数的多。因为阳气断了根源而浮空欲脱，所以脉象快而数。大概一呼吸的时间脉搏动七八次就无法挽救了，虚劳的病人，最怕遇上这种脉象，如果一个呼吸的时间脉搏跳动十次以上，就是死期到了。

3. 滑涩

滑脉和涩脉，是阴阳之体。滑脉是血盛而气虚，涩脉是气盛而血虚。滑为血，涩为气。

肝藏血，肺藏气，所以肝脉滑、肺脉涩。肝气的本性是生发的，肺气的本性是收敛的，生发则脉滑，收敛则脉涩。肺金在上焦收敛脏腑循环的气，肝木之气自下向上生发，所以肺脉浮涩，肝脉沉滑。收敛则气聚，生发则气散，所以肺脉涩而短，肝脉滑而长。

气为阳，阳中含阴；血为阴，阴中有阳。所以脉滑为阳，脉涩为阴。仲景脉法说：大、浮、数、动、滑等脉象为阳，沉、涩、弦、弱、微等脉象为阴。肺金、肾水的本性是收藏的，肝木、心火的本性是生长的，脉象收则浮涩而生则沉滑，长则浮滑而藏则沉涩。

滑是生长之意，涩是收藏之象，但是都不是正常的气。仲景脉法说："脉有弦、紧、浮、滑、沉、涩，名曰残贼。"因为这是气血虚偏造成的，脉涩是气盛而血病、脉滑是血盛而气病。寸脉应该是滑的脉象，尺脉应该是涩的脉象。肺脉涩，是因为肺金收敛下降，这是尺脉初生的根源，所以涩；肝脉滑，是因为这是寸脉之气的初生之基础，所以滑。

尺脉应该是涩脉而变成滑脉的，则是肾气不能行驶收藏的功能，就会遗精滑泄；寸脉应该是滑脉而变成涩脉的，是气瘀不通的症状。

寸脉过于滑，则肺金不能收敛肃降从而生出痰、咳嗽等症；尺脉过于涩，则肝木不能生长升发导致淋痢病发作。所以说，滑脉和涩脉都是病脉，不是平常气象。

4. 大小

大小，是阴阳之象。阳盛表现为脉象大，阴盛表现为脉象小，脉象大为阳，脉象小为阴。寸脉大而尺脉小，是气的常态，寸脉过于大是上热，尺脉过于小是下寒。

然而也有脉象大不能判定为阳盛，脉象小不能判定为阴盛的情况。仲景脉法说："脉弦而大，弦则为减，大则为芤，减则为寒，芤则为虚。虚寒相抟，此名为革，妇人则半产漏下，男子则亡血失精。"因阳气衰弱，土湿泛滥，水火不能互济，心胆火气烧灼肺金，则关脉和寸脉浮而大；肾水寒结，肝木郁塞，则关脉和尺脉浮大。肺金收敛的功能失效，肝木却要行使疏泄的功能，这是亡血失精、半产漏下一类病症的根源，若辨为阴虚，滥用寒凉滋润养阴之药，导致中土更为衰败而害人性命。所以说这里的脉大其实是阳虚阴盛，不可判定为阳盛。

伤寒第三天，脉浮数而微弱，病人体表凉和的，是病邪将要解除的表现，此时的脉象微弱是邪气退而正气渐渐恢复才造成的，所以脉小也不能判定为阴盛。

凡是木火泄露的症状则脉象大，金水敛藏的症状则脉象小。阳气外泄则是上热而下寒，阳气能够敛藏则上清而下温。劳伤虚损的脉象最忌浮而大，浮大的脉象说明阳气断了根源，浮大飘散不能收敛回归，则死期将至。所以说脉象大的是病情加重，脉象小的则是病情减退，这种情况下，脉小不能用辅助阳气的药，脉大不能用滋养阴气的药，应该从表象上判断源头的虚实，明白脉象大和脉象小的根本原因才能准确辨证。

5. 长短

脉的长和短，是阴阳的变化而形成的，长为阳而短为阴。

阳气从肝木和心火生长而来，所以肝脉沉滑而长，心脉浮滑而长；阴气收敛下降于肺金和肾水，所以肺脉浮涩而短，肾脉沉涩而短。人发病往往是因为阴气增长，病愈则是因为阳气的增长恢复。阴气增长则脉象短，阳气增长则脉象长，所以说脉短则病，脉长则健。然而脉又不宜过长，过长则木气旺盛而金气衰败了。

木气是中气之贼，百病之首。木气的本性是生长通达的，而百病的发生大多是因为木气不能畅通生发，生长的态势郁塞，然后克伤脾胃土气，肝气郁塞越严重则脉象就越长。木气郁塞就会协同肾水来侵害中土，协同火气侵害肺金，因而只显现肝脉的长而不显现肺脉的短。金气虽然是克制木气的，而人的病却是金克木的少，木反侵害金的多。因为木气是生发通达的根源，是肾水和脾土的温暖干燥之气。阳气的根本在肾水，肾水宜暖，肝木才能生长畅达，如果肾水寒，脾土湿，肝木的生长之气就会郁塞，肝木越是郁塞，肝气就会越盛，所以肝得病的话，脉象就会长，这时候脉长就是病脉。

6. 缓紧

脉的缓、紧，是阴阳之情。脉缓为阳，脉紧为阴。

脉缓，是胃的戊土之气。仲景脉法说："趺阳脉迟而缓，胃气如经也。"仲景脉法又说："卫气和，名曰缓；营气和，名曰迟。"又说："寸口脉缓而迟，缓则阳气长，迟则阴气盛。"因为土位于四象（心、肝、肺、肾）的中间，具备木、火之气而不至于过热，含有金、水之体又不至于寒凉，雍容和畅，所以脉缓。脉缓就会生热，仲景脉法说："缓则胃气实，实则谷消而水化也。"《灵枢·五癃津液》曰："中热则胃中消谷，肠胃充廓，故胃缓也。"然而伤寒阳明病证的脉象，必然是实、大而又兼有缓的脉象。

脉紧，是寒水的气机表现。仲景脉法说："假令亡汗若吐，以肺里寒，故令脉紧也；假令咳者，坐饮冷水，故令脉紧也；假令下利，以胃中虚冷，故令脉紧也。此内寒之紧也。"仲景脉法又说："寸口脉浮而紧，浮则为风，紧则为寒。风则伤卫、寒则伤营。此外寒之紧也。"因为水对应四季之冬季，冬天寒盛，所以脉紧，脉紧就会滋生疼痛。仲景脉法说："营卫俱病，骨节烦痛，当发其汗，是外寒之痛也。"仲景脉法又说："趺阳脉紧而浮，浮为风，紧为寒，浮为肠满，紧为腹痛，浮紧相抟，腹鸣而转，转即气动，膈气乃下，是内寒之痛也。"然而伤寒少阴的病症，则必然是微细而又紧的脉象。

阳气盛则脉象和缓，阴气盛则脉象紧。脉缓就会生热，脉紧就会生寒。寒越盛脉象越紧，热越盛脉象越缓，这是因为阳气本性是发泄的，而阴气本性是闭藏的。热盛，发泄而不能收藏，所以脉缓；寒盛，闭藏而不能生发，所以脉紧。

7. 石芤

石脉和芤脉，是阴阳的气机虚弱的表现。阳气不能收敛肃降，则肾脉脉象就会石；阴气不能升发，心脉脉象就会芤。脉象石的状况，是脉外虚内实的表现；脉象芤的状况，是脉外实而内虚的表现。

石脉，是气虚不能蛰藏的表现。阳体虚而阴体实，阴盛阳衰，肾水中没有了阳气则寒，凝冱而沉结，所以脉石。《素问·平人气象论》曰："平人之常气禀于胃。胃者，平人之常气也，人无胃气曰逆，逆者死。冬胃微石曰平，石多胃少曰肾病，但石无胃曰死。平肾脉来，喘喘累累如钩，按之而坚，曰肾平，冬以胃气为本。病肾脉来，如引葛，按之益坚，曰肾病。死肾脉来，发如夺索，辟辟如弹石，曰肾死。"（正常人的气禀受于胃，胃气是平常之气，人无胃气叫作"逆"，逆则死。冬天的脉微微有点石是平常健康的脉象，脉象石多而胃气少是肾病，只有石脉而没有胃气是死脉。正常的肾脉来时，喘喘累累如钩，往下按略显坚硬，这是平常正常的肾脉；病肾脉来如引葛，生硬无韧性，按下去感觉越发坚硬，这是肾病的脉象；死肾脉来，如同两手猛力对扯一根绳子，辟辟声响如同弹击石头，这是肾死的脉象）因为肾水中的阳气是气机生长升发的根源，现在阳气断了根源，阴气空自存在不能生发，结实又坚硬，没有一丝生气，所以死。《老子》中"柔弱者生之徒，坚强者死之徒"，就是这个道理。

芤脉，是血虚不能守的表现。阴盛而阳虚，火中没有血，消减而浮空的脉象就显现出来，所以为芤，脉象浅按浮大，深按时里面是空的，不充盈。仲景脉法说："趺阳脉浮而芤，浮者卫气虚，芤者营气伤。"（趺阳脉浮大而中空，浮是卫气虚弱，芤脉中空是营血虚亏。）

仲景脉法说："脉弦而大，弦则为减，大则为芤，减则为寒，芤则为虚，虚寒相抟，此名为革。妇人则半产漏下，男子则亡血失精。"（脉象弦而且大，脉弦为减为寒，脉大为芤为虚，虚与寒纠结在一起，此时的脉象为"革"，导致孕妇流产，男子亡血失精、精血虚亏。）

仲景脉法说："脉浮而紧，按之反芤，此为本虚，故当战而汗出也。"因为火中的阴气是气机收敛的根源，此时阴气的根源断绝，阳魂空自存在，虚飘空洞，收敛之气完全没有了，所以为病。

血为阴，而生于阳，阳气上升就化为火，所以血是温暖而和畅的，从而吐生阳魂。阳气衰败则血寒，凝瘀不能流畅，亡脱不能敛藏。精血亡脱则火气向外泄从而加重寒证，所以亡血失精而脉象芤的病症，不能用助阴泄阳的治法。因为脉芤则营阴之精血向外脱泄不能收藏，而血中的温气也随之消亡，此时应该助阳而不能伐阳，如果阳衰和阴虚同证，则要在滋阴的同时扶阳。

8. 促结

促、结的脉象，是阴阳气机旺盛的表现。仲景脉法说："脉来缓，时一止复来者，名曰结；脉来数，时一止复来者，名曰促。阳盛则促，阴盛则结，此皆病脉。"（脉来缓，忽然停顿一下又来，叫作"结"；脉来数，忽然停顿一下又来，叫作"促"。脉结是阴盛，脉促是阳盛，都是病脉。）

仲景脉法说："脉蔼蔼如车盖者，名曰阳结也；脉累累如循长杆者，名曰阴结也。"阴阳的本性，实中有虚，虚中有实。实中有虚的，清空流畅而无障碍，所以不结。当虚之处反而实的，壅塞郁满导致气机不畅，就会出现脉结的症状。阳气郁结之脉，蔼蔼如同车盖浮动；阴气郁结则累累不平，如同触摸到长竿劲节。因为阳气的性情清轻，而阴气的性情重浊，所以促结的表现不同。

惊悸的症状，脉象大多是促结的，因为此时阴阳不能相济。阳气旺盛在木和火，阴气旺盛于金和水。阳气虚弱而生出惊悸之病，是木和火的虚弱造成的，木火下虚，阴气凝涩不化，所以脉结；阴气虚弱而生出惊悸的症状，是金和水虚弱造成的，金水上虚，阳气就会郁迫不通，所以脉促。

仲景脉法说："其脉浮而数，不能食，身体重，大便反硬，名曰阴结，此脏腑之结也。"孤阳独阴，阴阳不能相济，燥和湿偏盛，寒热不调，这时候的气机必然出现郁结。脏腑和经络本来是一气相贯，脏气结则脉气必然也结，脉气结则脏气必然也结。

如果是代止的脉，没有郁阻却出现中断，这是营血和卫气衰败枯竭造成的，不是促结的道理（注：代脉是有规律的停顿，结脉则是无规律的停顿，临床要细心区分）。

9. 弦牢

弦牢，是阴气旺盛的脉象。《素问·玉机真脏论》

说："春脉如弦。"《难经·四难》说："牢而长者，肝也。"弦牢的脉象是肝脉的表现，不是病。

然而弦牢之中，又有濡弱之象，才是肝气平。如果只有弦牢，而没有濡弱之象，就是肝病了。《素问·平人气象论》说："平肝脉来，软弱招招，如揭长竿末梢，曰肝平。"长竿末梢，就是平和柔软的意思，木生于水而长于土，水土温和，木气就会发达、荣润而畅通，如果水土寒湿，木气就会枯槁而弦牢。

木气越是郁塞就越旺盛，弦牢的脉象是木盛而土虚的原因。脉弦是里湿的原因，支饮阻塞卫气，则木气抑遏而脉象弦。（《金匮要略》："咳逆倚息，短气不得卧，其性如肿，谓之支饮。"西医：渗出性心包炎。）仲景脉法说："支饮急弦是也。"脉象牢是外寒的原因，寒邪之气束缚营血，则木气（肝）郁迫而成牢的脉象。仲景脉法说："寒则牢坚是也。"

弦脉也是寒的表现。仲景脉法说："脉弦而大，弦则为减，大则为芤，减则为寒，芤则为虚。"《金匮要略》说："脉双弦者，寒也。脉偏弦者，饮也。"（偏弦：单边脉弦。双弦：左右皆弦。）因肾水寒不能生长肝木之气，所以脉弦。脉弦也有疼痛的症状，《伤寒论》说："阳脉涩，阴脉弦，法当腹中急痛者，先用小建中汤。"因肝郁生风，风邪贼土（风邪侵害脾胃），所以会痛。

脉以胃气为根本，肝木得到胃气的滋养则脉象和缓，得不到胃气滋养则会出现弦牢的脉象。《素问·平人气象论》说："平人之常气禀于胃，人无胃气曰逆，逆者死。春胃微弦曰平，弦多胃少曰肝病，但弦无胃曰死。"这里所说的没有胃气，是只有真脏脉，感受不到胃气。"病肝脉来，如循长杆，曰肝病。死肝脉来，急益劲，如新张弓弦，曰肝死。"新张弓弦，就是弦牢的脉象，是肝的真脏脉。

10. 濡弱

濡、弱的脉象，是阳气衰弱的表现。《素问·平人气象论》说："平肝脉来，软弱招招，如揭长竿末梢，曰肝平。"仲景脉法说："肝者，木也，其脉微弦，濡弱而长。"肝病如果出现濡弱之脉象则痊愈，濡弱是肝家的脉象，不是病脉。

正常的肝脉在软弱之中要有弦牢之意。如果只有濡弱而没有弦牢的脉象，是肝病。《素问·玉机真脏论》说："春脉如弦，其气软弱轻虚而滑，端直以长，故曰弦。"脉象端直而长，是弦牢的意思。因肝木生于肾水而长于脾土，木气自己不能通达，需要依靠脾土才能通达，土气自己不能升发，也需要依靠木气才能升发。冬天万物蛰藏，一旦得到春风鼓荡，闭蛰之气升起而万物开始生长，所以木能克土也能扶助土气。如果土木之气不能上升通达，就会出现肝、脾皆病的情况。

人体之气，化生于胃而藏于肺，人体之血化生于脾而藏于肝。《灵枢·决气》说:"脾藏营,肝藏血,肝脾者,营血之原也。"脉象濡弱则是营血虚弱衰败。仲景脉法说:"诸濡亡血,诸弱发热,血亡则热发也。"伤寒出现濡弱的脉象,不能发汗,因为此时血虚而阳气衰败,发汗会进一步损伤阳气。

弦牢的脉象是肝木之气过于旺盛的表现,濡弱的脉象是木气衰弱不充盈的表现。木气太过与不及都可以使人生病。

11. 散伏

散、伏的脉象,是阴阳开合的表现。气开而不能合,则脉散;气合而不能开,则脉伏。或者说气能发不能收,脉就会散,能收却不能发,则脉伏。伏,指诊脉时要把手指重按及骨才能听到脉,伏于骨之意。

脉散,是气泄不能收藏的表现。阴气的性情是敛聚的,而阳气是散发的,阳气下降于尺脉(指尺脉所关联的脏器经络),而化生浊阴,则脉象沉聚;阴气上升到寸脉(指寸脉所关联的脏器经络),从而化生清轻之阳气,则脉象浮散。而聚散之权,在于关脉,关脉是阴阳的关锁。气散而不至于飞扬的原因,是关脉能收能合的功能在起作用,如果气散而不能聚,就是心肺之病了。仲景脉法说:"伤寒咳逆上气,其脉散者死,谓其形损故也。"散脉是病人的大忌,散脉一旦显露,则气血即将亡脱衰竭,精神涣散,即将死亡。如果散脉出现在寸脉,还有挽回的希望；如果出现在尺脉，则无医可救。

伏脉，是气机郁塞不能生长升发的表现。阳气的性情是向上升起散发的，而阴气的性情则是收敛蛰伏的，阴气上升到寸脉而化生成清轻的阳气，脉象就会浮起；阳气下降于尺脉而化生成浊阴之气，脉象就会沉伏。而脉起伏之权在于关脉。关脉是阴阳的关锁，气伏而不至于郁塞闭结的，是因有关脉开散的缘故，所以气伏而又能升起散发。如果气只能伏却不能起，则是肾病了。凡是积聚癥瘕、停痰宿水之类的病，必然是伏结的脉象。《难经·十八难》说："伏者，脉行筋下也；浮者，脉在肉上行也。"所以说浮结的脉象，是外有顽固疾病；伏结的脉象，是内有积聚。《金匮要略》说："脉来细而附骨者，乃积也。"伏脉在寸口，是积聚在胸中；微出寸口，是积聚在喉中；关脉伏，是积聚在肚脐旁；关脉之上部伏，是积聚在心下；关脉微下部伏，是积聚在小腹；尺脉之中伏，是积聚在气冲（气冲，足阳明胃经穴位，此处应该泛指胃气）。左边脉伏是积聚在左，右边脉伏是积聚在右，左右两边都脉伏的是积聚在中央。不仅积聚是这样，凡是某一经将要患病，则这一经的气就会先伏。肝病的木气郁塞，心病的火气郁塞，肾病的水气郁塞，肺病的金气郁塞，脾病的土气郁塞，气机郁塞脉象就会伏，庚桑子说："人郁则为病"。诊脉发现某一气将要伏，那么就可以知道这一气所属的经络脏腑将要病了。仲景脉法说："伏气之病，以意候之。"

12. 动代

动、代的脉象，是阴阳的起止之象。气要发散通透而不能，则脉象为动。气运转之中有停滞不能连贯流畅，则脉象为代。

动脉，就是郁塞而又勃动不息。仲景脉法说："阴阳相搏，名曰动。"阳脉动就会汗出，阴脉动则会生热。如果数脉出现在关上，上下无头无尾，如豆子大小，厥厥动摇的，叫作动脉。关脉，是中气变换的关口，阴阳升降的枢机，阳气从这里下降为阴，阴气从这里上升为阳。阴气生阳上升于寸部，顺随了气上浮的性情，不至于出现"动"脉；阳气生阴下降于尺部，顺随了气下沉的性情，也不至于出现"动"的脉象。只有阴气生阳要上升，脾土虚弱而不能升，阳气生阴要下降，胃土虚弱而又不能降，这时阴阳二气郁塞在关脉，从而出现"动"脉。阴阳二气郁塞争斗，不能正常升降，所以动而不止。时间久了，难免有所胜负。阳气盛而脉动在关上，则内泄营阴而外部出汗；阴气盛而脉动在关下，则卫阳从外面束闭而发热。发热则不会出汗，出汗则不会发热，如果汗出而热发，就是阴阳的胜负已分。脉刚开始动时，阴阳郁荡变换，不知道发展下去会是谁胜谁负。

脉动之象出现在中土的位置，木气郁塞不能通达，甲木（胆）不能下降，就会悬虚而生惊悸，乙木（肝）不能上升，则郁塞冲击而生疼痛。甲、乙（肝胆）木气横逆不能正常升降，进而贼害脾胃，则土气随之衰败。

代脉，是断续而不能连贯流畅的状况。《灵枢·根结》说："一日一夜五十营，以营五脏之精，不应数者，名曰狂生。五十动而不一代者，五脏皆受气；四十动一代者，一脏无气；三十动一代者，二脏无气；二十动一代者，三脏无气；十动一代者，四脏无气；不满十动一代者，五脏无气，与之短期……与之短期者，乍疏乍数也。"（营血一日一夜循环周身五十周，用以供应给五脏之营养精华，不对应这个数据的叫作狂生。脉搏跳动五十次，没有出现一次停止的，是正常的，说明五脏都能得到滋养；脉搏跳动四十次出现一次停止的，是有一脏得不到滋养；脉搏跳动三十次出现一次停止的，是有二脏得不到滋养；脉搏跳动二十次出现一次停止的，是有三脏得不到滋养；脉搏跳动十次出现一次停止的，是有四脏得不到滋养；脉搏跳动不满十次而出现停止的，是有五脏得不到滋养。五脏都得不到滋养，可以预知死期不远。能够预知死期不远的原因，就是从脉象的乍疏乍数来判断的。）脉象的乍疏乍数，就是断续不能连贯流畅的状态。阴阳二气的升降依靠呼吸来带动。心、肺主呼气，肾、肝主吸气，脾位于呼吸之间。呼气时阳气上升于心肺，吸气时阴气下降于肝肾。一个呼吸完成后经脉跳动五次，所以十次呼吸之间，五十次脉搏跳动以内，即可以探知五脏的气机，一脏无气得不到滋养，则脉象必代。《难经·十一难》说：

"脉不满五十动而一止，一脏无气者，何脏也？吸者随阴入，呼者因阳出，今吸不能至肾，至肝而还，故知一脏无气者，肾气先尽也。"由肾到肝，肝到脾，脾到心，心到肺，可以以此类推。代脉一旦出现，死期临近，无药可医（代为死脉，与脾脉代之代不同。脾脉代者，脾不主时，随四时而更迭也。本篇的"代"是病脉）。

　　本卷先讲"中气"。"中气"学说是《四圣心源》的核心思想，从"黄芽汤"的组成，可以理解黄元御以"中气之治，崇阳补火"为重中之重，完全遵从仲景先圣"少阴负跌阳为顺"的医学思想。

　　中气足，则清升浊降，脾主升清，胃主降浊，脾升胃降而阴阳分。阴阳变化又化生精、神、气、血，肾藏精、心藏神、肺藏气、肝藏血，合脾胃中土而为五行。则五脏之病、之治即清楚明白，医学之理昭然若揭。

　　人之病，外在的表现千变万化，而理不过是精、神、气、血的生化转换，精、神、气、血之化生又不过是阴阳之升降而已，而阴阳之升降又不过是中气之变化而已。

人不能长生不死，然而死去的大多不能尽享天年。在外有危害身心健康的种种伐性之斧，在内有各种腐肠伤身的用药，再加上思虑过多、百感忧劳，往往未壮先衰、未老而病。年少时不懂养生，不懂爱惜身体，年老时希望通过医药亡羊补牢，健体保命。然而古圣先贤的医理不能推广普及，流于世俗的医法乖张而背离了先圣的教诲，滋阴伐阳，轻则服药后病情加重，重则遇到医者直接被治死，金将军且将玉碎，石学士未必瓦全。悲叹庸医害人，百感俱集，（黄元御）书穷烛灭、呕心沥血作这篇"劳伤解"以阐明医理，济世救人。

一、中气

脾为己土，是因为足太阴脾经之气主导身体气机的上升；胃为戊土，是因为足阳明胃经之气主导身体气机的下降。升降的主导权，则在阴阳二气的交接变换之处，这叫作中气。胃的功能是接收容纳饮食水谷，脾的功能是消化水谷使饮食的精华被身体吸收。中气旺盛则胃气能降而善于容纳饮食，脾气升发而善于消化吸收，水谷腐熟产生的精气滋养脏腑、经络，所以人才能够健康无病。脾气能升，则肾、肝之气也能够随之上升，肾水、肝木不会郁塞；胃气能降，则心、肺之气也能够随之下降，心火、肺金之气不会郁滞。火气能往下降则肾水不会过于寒凉，水气能够上升则心火不会过于炎热。人下焦温暖而上部清凉是正常的（肾在下，肺在上），维持这个平衡保证身体健康的，是中气的运转。

如果中气衰败，脏腑气机的运转就会郁滞，肾水寒凉导致"精"病，心火向上炎烧不能收敛肃降导致"神"病，肝木之气郁塞于左导致"血"病，肺金之气郁滞于右而得"气"病。"神"病会出现惊怯不能安宁的症状，"精"病会出现遗泄不能秘藏的症状，"血"病会出现凝瘀不能通畅的症状，"气"病会出现痞闷郁塞不能发散气机的症状。这是精、神、气、血这四维的病症，四维的病，根源在于中气。中气，是使水火相济的机关，是金气和木气升降的枢轴，"道家谓之黄婆，婴儿姹女之交，非媒不得，其义精矣"。气机运转，中气为中间枢轴，若一味滋阴泻火、削伐损害中气，可以导致病人死亡。因为足太阴脾是湿土主令，足阳明胃顺从燥金化气，所以阳明的燥往往敌不过太阴的湿，当它病了，就是胃的阳气衰败而脾的湿气泛滥，这个情况，十个人里面八九个都不止。

胃主管浊气下降，脾主管清气上升，脾胃湿则浊气不能下降反而向上逆行，清气不能上升反而郁塞下陷，人的衰老病死都是这个原因引起的。所以医生用药，首要的在中气。中气在脾胃之间交接互济，土生于火而死于水，火盛时土就会干燥，水盛时土就会湿气泛滥，泻水补火，扶阳抑阴，使中气带动气机正常循环，清升浊降各复其位，祛病延年的方法再没有比这个更奇妙的了。

黄芽汤

人参3钱　炙甘草2钱　茯苓2钱　干姜2钱

煎大半杯，温服。

中气之病的治疗，崇阳补火要用人参、干姜，培土泻水要用甘草、茯苓。

如果有心火上炎、心慌心悸、心情烦乱的情况，则要加入黄连、白芍清心火；如果肾水下寒、遗精滑泄，则要加入附子、川椒（花椒）温暖肾水；肝血郁塞于左，凝涩不能通畅运行，则要加入桂枝、牡丹皮疏肝理气；肺气窒塞于右，痞闷不能畅达，则要加入橘皮、杏仁疏通肺气。

四维的病，另外有专用的方子治疗，这里讲的只是四维的根本。

二、阴阳

中气升降而生出阴阳二气，上下回旋运转不息。阴气位于下方，自下从身体左边上升，化为清阳之气；阳气位于上方，从上方向右下降，化为浊阴之气。清阳之气从肝木、心火化生而来，清轻上升不至于下陷；浊阴之气收敛于肺金再下降收藏于肾水，则不至于向上逆行。浊气不上逆，阳气就会下降化生成阴气，阳气之根源能够敛藏而不会向上飞散；清气不下陷，阴气就会上升而化生成阳气，阴阳互为其根，上下环抱，这是健康人的常态。

清气从左边上升，依赖的是阴气中的阳气的生发，阳气生发就会浮动向上，而上升之权在己土（脾）；浊阴之气从右边下降，依靠的是阳气中的阴气的生长沉降，阴气生就会沉静下降，而下降之权在戊土（胃）。而己土和戊土的升降运转全部要依赖中气充足才能完成，如果中气衰败，则己土（脾）不能上升从而导致清阳下陷也不能上升，戊土（胃）不能下降从而导致浊气上逆也不能下降，这是阴虚和阳虚的生成原因。

（一）阴虚

肾水在下，为阴气最旺盛之处，而阴气却是生于上方，是火中的液体生发肃降而来。阴气的性情是沉静向下的，火中的液体是阴气的生发根源，阴气一生则肺金收敛使之肃降而被肾水敛藏。然而肺金和肾水的收藏功能，全靠胃土的下降带动完成，胃土向右下降，则肺金能收，肾水能藏，阳气蛰伏密闭不会外泄，这又是肝木和心火生长的根本。如果胃土不能下降，则肺金不能收敛，肾水不能秘藏阳气，导致君火和相火泄露上逆，心液就会被消耗从而造成上焦热、阴虚的病症。

人们只知道金、水的虚亏，却不知道这是由胃土虚弱引起的。胃是阳性之腑而内含阴魄，胃土旺就会化生阴气。肺藏气，而气其实是从胃土化生而来，肺气的清降产生的阴精，就是胃土右转变化而来。所以阴虚的病症应该使肺和胃肃降以帮助肾水收藏阳气，不能只是单纯的滋养心液。

地魄汤

炙甘草2钱　制半夏3钱　麦冬3钱（去心）　芍药3钱

五味子1钱（研）　玄参3钱　牡蛎3钱（煅、研）

煎大半杯，温服。

水为阴，从肺和胃肃降而来，胃气上逆，肺金不能收敛，则君火和相火随之上逆外泄，心液随之消亡，而阴气就没有了化生的源头。麦冬、芍药清君火和相火之热，半夏、五味子降肺、胃上逆之气，玄参清肺金益肾水，牡蛎敛阳神而藏阴精。

如果热伤肺气不能化水，则要用人参、黄芪益气生水，以培养阴精的根源。这是补阴的方法。

（二）阳虚

阳气旺盛于上焦，而它生长的源头却在下焦，生于肾水。肾水中的温暖而微弱的阳气是阳气生发的根源。阳气的性情是浮动向上的，肾水中的阳气一动就向上升，于是生出肝木和心火。而肝木和心火的生长，全靠脾土的升发，脾土从左边上升，肝木和心火才能随之生长。脾土不升，肝木和心火没有了上升的通道也不能正常生长，于是肾水中的微弱阳气随之沦陷，肾气消亡，则肾水下寒而得阳虚之病。

人们只知道这是肝木和心火衰败，而不知道其根源是脾土衰弱。脾为阴而内含阳魂，脾气旺盛则能生血、化神。因为血虽然藏于肝却实是生于脾，肝血温升而化生阳神，就是脾土左旋变化而来。所以阳虚的病症应该温升肝和脾来帮助阳气的生长，不能只是单纯地温肾。

天魂汤

甘草2钱　桂枝3钱　茯苓3钱　干姜3钱

人参3钱　附子3钱

煎大半杯，温服。

火为阳气，而阳气是从肝脾生长而来，脾土湿陷，肝木就不能升发，温暖之气颓败，则阳气没有了化生的源头。脾阳湿陷的根源是土湿，土湿的根源是肾水寒。茯苓和甘草健脾祛湿、培土，干姜和附子暖脾土、温肾水、祛寒，人参和桂枝补阳气、健脾胃、疏肝气。

如果肝血虚弱，不能生长心火，则用当归、地黄、何首乌滋肝，用以培养阳神的根源。因为火清则神发，而血是神魂之母。

纯阳为仙，纯阴为鬼，阴阳平衡才是人。阳气旺盛则人就会身强体壮，阴气旺盛则会病痛缠身。因阴虚而病的千中挑一，因阳虚而病的则尽人皆是。仲景先师之后，医术失传乖讹，大开滋阴之门，把阳虚的病人用寒凉滋阴的药物治疗，祸流千古，实在可恨。

（三）阴脱

阳气被肺金收敛，随胃气从右边下降到肾水从而化生浊阴，而浊阴之内又含微弱的清阳之气，这点微弱的清阳就是阳气生发的根源。阳气的性情温和而升散，肾水之阴气化生清阳从左边上升全靠脾土的上升，如果脾土不升，则肝肾郁塞、精血驰走耗散而得阴脱之病。

《难经·二十难》曰："脱阴者目盲。"目气是阳明经所发，阳气从肾水生发而来，水中的阳气生发化生肝木之气，肝藏血而含阳魂，是温暖之气，继续升发化为热，阳魂则化为神气。阳神生长外露，开窍而成双目，双目即是阳神出入游行的所在。阴脱的病症，是阳气的根源衰败、精血不能敛藏、魂神不能发露造成的，所以目盲。

如果人在早晨天亮之际目盲，是阴气脱亡的症状，是死期临近的征兆。名为脱阴，其实却是阳气生发的根源衰败了，《素问》所说的双目得到血液滋养才能看得见（目受血而能视），正是这个道理。后人不懂经义，治疗眼疾的医书千百部，都是滋阴凉血、泻火伐阳、败其神明，以至于眼病病人遇后来的医者而被治瞎。医理玄奥，不是上等的智慧不能解其奥秘，于是俗腐庸妄之徒无知造孽，祸害生灵，真正是可恨到极致矣！

乌肝汤

甘草2钱　人参3钱　茯苓3钱　干姜3钱

制附子3钱　何首乌3钱（蒸）　芍药3钱　桂枝3钱

煎大半杯，温服。

（四）阳脱

阴气从左边上升化为清轻之阳气，阳气又内含阴精，阳气内含的微弱阴精是阴气生长的根源。阴气的性情是收敛肃降的，阳气达到鼎盛之时从右边下降而不会向上逆行，是因为有肾水之阴气在下面相吸引。气机从右边下降，枢机在胃，如果胃气不能下降，则神气飞腾，阳气随之脱散不能收敛。

《难经·二十难》曰："脱阳者见鬼。"仙是纯阳之体，鬼是纯阴之体，人是阴阳平衡之体，阳气脱散就剩下阴气越来越盛，与鬼同气相感，所以人在病重阳气脱散之时能看到鬼。如果人白天见鬼的，就是阳气亡脱飞散，死期临近。

兔髓汤

甘草2钱　人参3钱　五味子1钱　半夏3钱

煅龙骨3钱　玄参3钱　附子3钱　煅牡蛎3钱

煎大半杯，温服。

三、精神

阳神生于阴魂而旺盛于心，其实是生于肾水之阳；阴精生于阳魄而敛藏于肾，其实是生于心火之阴。阴阳互为其根，所以阳气升发不至于亡脱飞散，阴气敛藏不至于凝瘀脱泄。太阴脾土之气能升发，肝木和心火之气就能生长升发；阳明胃土之气能肃降，肾水和肺金之气就能肃降敛藏。肺金和肾水的肃降敛藏能吸引阳神而不使飞散，肝木和心火的生长升发能鼓动阴气生长而不会下泄，阴阳升降的中枢都在脾胃。

胃气不降，则金、火之气浮升而阳神飘飞在上不能收敛；脾土不升，则水、木之气沉陷而精血遗泄在下不能上升。阳中有阴，则神气清轻善于生发；阴中有阳，则精血温暖能够敛藏。如果脾土湿陷、胃气上逆，则阴阳不能互济，精不交神、神不交精，就会导致阳神飞荡而生惊悸之病，阴精驰走而生遗泄之病。

阴阳升降之权在于中气，如果中气衰败，就会导致气机升降失常，肺金和肾水不能肃降收藏、肝木和心火不能生长升发，这是精、神分离而发病的根源。培养中气，降肺胃帮助金、水的收藏，升肝脾帮助木、火的生长，就可以使精血秘藏，神魂安定。

（一）神惊

神生发于心而交济于肾，心肾互济就会神气清爽不动摇。神与精不能交济，心与肾不能互济，就生惊悸之病，这是胆、胃不能下降造成的。

肝木之气向上运行化生君火，胆木之气向下运行化生相火，这个火气上升的时候叫作君火，下降的时候叫作相火，虽然不是一体并且名称也不同，其实是一本同源。相火的下降必须依靠胃土的下降才能完成，胃气向右转并下降，阳气就随着胃土下降蛰藏，相火向下生根，所以胆气壮而神气静谧。相火是君火的佐助之气，相火能向下秘藏，则君火根深而不会飞动，所以心定而神气安静，不会出现惊悸之症。

如果胃土不能下降，则相火断了根也不能下降，于是神气虚浮惊怯而不安宁。这是由于君火和相火本是一气的缘故，相火为臣，相火败而危及君火，所以神魂不安而得惊悸之病。如果相火能够下降，阳气得以秘藏，则睡眠好、记忆好；如果阳气外泄不能秘藏，就会出现记忆不好和失眠等症状。

胃土不能下降，是脾湿泛滥造成的。足阳明胃顺从燥金化气，性情清降收敛，金收而水藏，所以阳气能蛰藏于肾水。如果脾湿过盛，胃土就会郁塞上逆不能下降，阳气得不到收藏则火气外泄而飞散。

火气不能收敛而向上烧灼，肾水不能生长而沉郁冰寒，阴气凝结，时间越久越坚硬，年年增长腹部变大如同怀孕，叫作奔豚。奔豚之症是肾、肝之阴气凝结不散造成的，肾水寒冷、肝木枯竭，郁塞而生风气，摇撼不停，则心下惊悸慌动。如果惊悸出现于肚脐之下，则是气血的根本已经动摇，奔豚证发作了。奔豚向上腾起冲撞，欺侮中土和心，发作起来疼痛欲死，是最剧烈的病症。如此几年以后，火气渐渐衰败，中土崩颓则人死期不远。

只要是脾肾湿寒，都会伴有惊悸之症，惊悸若不能进行有效治疗就必然会生出奔豚积块，这都是中气亏损、阴盛阳虚之病。医者若不解其意，以为是心血不足，就用归脾、补心一类的方子治疗，则寒凉之药滋阴伐阳，于是治一个死一个，百不一生，最让人伤心啊。

少阳相火的性情很烈很暴力，而惊悸之症却是阳气衰败、火气熄灭的缘故，并不是少阳火气旺盛！少阳火气极为旺盛而致病的只有少阳伤寒一症，分为小建中汤证和炙甘草汤证两个证别，用于少阳伤寒将要传入阳明之时，用芍药、生地黄泻胆胃的燥热。而内伤中这样的症状较少。

金鼎汤

甘草2钱　茯苓3钱　半夏3钱　桂枝3钱

芍药3钱　龙骨2钱　牡蛎3钱

煎大半杯，温服。

惊悸之症，是脾土湿、胃气上逆、相火不能收藏的缘故。茯苓祛湿，半夏降胃气，桂枝疏肝，芍药清肝胆火，龙骨、牡蛎藏精聚神蛰藏阳根。阳气能降并得以秘藏，则魂谧神安，惊悸就不会发作了。

如果病人上焦热，是相火上逆造成的，芍药的用量加倍用来清胆火。病人下焦寒的则加附子温暖肾水祛寒。

如果病重多年，奔豚凝结，小腹气郁、积结成块、坚硬渐寒，这是阴邪已盛的状况，应先不用附子，而是干燥中土祛湿，调和脾胃，然后再用温燥祛寒之药，熬制成黑膏药贴上化瘀。

（二）精遗

阴精敛藏在肾而与心神相交互济，则精血温暖不会遗泄。如果阴精与阳神不能互济就会得遗泄之病，是肝脾之气不能上升造成的。

丙火（小肠）向下行而化生壬水（膀胱），癸水（肾）向上行而化生丁火（心）。壬水主管收藏，阳气下沉敛藏是壬水的功能使然。阴阳二气的本性，热则生发上扬，寒则凝结闭藏，这是自然之理。壬水能够蛰藏，阳气秘固于内，则癸水就会温暖，温气向左上升化生乙木（肝），继续上升积温成热而化生丁火（心）。水之所以能够化生肝木、心火之气，是从它的温暖之气而来，木气和火气正常生长，阳气发达，阴精和煦，所以不会沉陷流泄。

如果壬水（膀胱）不能行使收藏功能，则阳气外泄而肾水寒凉，肾水寒则不能生发肝木，木气下陷郁塞则生疏泄，使阴精不能收藏而外泄。木气的本性是行使疏泄功能，越是郁塞它疏泄的功能就越强，导致尿频、遗精、月经不调等症状，这是因为木气郁塞不能生发，时时需要舒展升发的原因，只要舒展升发就会外泄。夜半时分，阳气开始生发，木气郁塞却又挣扎欲动，就会做男女交合的梦而遗精（青年精满自溢的除外），木气疏泄而水气不能蛰藏，所以流泄不止。严重的有因木气郁塞而生下热，导致阴茎常举、精液时常流出的病症。若医者以为是相火旺盛，滥用知母、黄柏泻火，反而会加重癸水（肾）的寒冷并且使木气更加郁陷。

肝木生于肾水，却长于脾土，脾土干燥升发，肝气才能上升而不郁陷。脾阳上升散布，寒去春回，冰泮春生，自然百花盛开、草木茂盛。胃土西降则化生肺金，北降则化生癸水（肾），向南运行就化生心火（肝气为春为木，方位在东方；肺为秋为金，方位在西方；心为夏为火，方位在南方）。金和水能够收藏，是胃气右转下行的缘故；木和火能够生长，是脾土左转上升的缘故。如果中土湿气旺盛、阳气衰败，木、火生长升发之气就不能通畅而导致下陷郁塞。若医者只知道病因是壬水（膀胱）不能收藏而不知道乙木（肝）不能生发，只知道乙木（肝）不能生发而不知道己土（脾）不能正常运转，于是就滥用清凉固涩的药物，败坏病人的脾阳之气而遏制木气的生发，则病情会随着用药进一步加重，越发难以挽救。

玉池汤

甘草2钱　茯苓3钱　桂枝3钱　芍药3钱

龙骨2钱　牡蛎3钱　附子3钱　砂仁1钱（炒、研、去壳）

煎大半杯，温服。

精遗的原因是脾湿、肾寒，肝木郁塞不能升发而生风热。茯苓、甘草培养脾胃中土、泻湿，桂枝和芍药疏肝、清风热，附子和砂仁温暖肾水、开通中气之郁塞，龙骨和牡蛎敛精藏神。水土（脾、肾）温暖干燥，肝木气机生发通达，风热和中气郁塞的症状消除，遗泄自然痊愈。

脾湿泛滥、肝木郁塞而生下热的情况，就要加倍使用茯苓和芍药，再加上泽泻、牡丹皮泻脾湿、清肝热，不能错误地使用清凉滋润之药而败坏脾和肾的阳气。由于肾精遗失、阳气根源外泄，时间久了温气随之亡脱，就会导致肾水更寒、脾土更湿。火与土双双亏败，中气必然衰败，从来没有因为阴虚而生燥热的病症，有热也只是虚火。病人肝木郁塞而生下热，此时脾土阳气还没有亏损，清肝火不至于伤害身体，如果脾土阳气已经虚亏，再错误地使用清润寒凉之药，就会因土气衰败而死。张仲景《金匮要略》的深奥医理，医者若有一丝不解，以至于乱用药则害人不浅。

灵雪丹

甘草3钱　薄荷3钱　甘遂3钱　朝脑3钱

阳起石3钱　紫苏叶3钱

以上诸药放一起研成粉，盛入碗里，用一张纸糊住碗口，用细锥子在纸上密密麻麻地刺上小孔，再拿个碟子盖在碗上，边上留下半指宽的缝隙，用黑豆面密封固定。取砂锅一个，在锅底铺上粗砂，加入水，把碗放在砂上比水面高出一寸，用炭火煮五炷香的时间，水消耗了随时添加热水。煮好后等水凉了取出碗，加入少许麝香、蟾酥，放进乳汁里浸化，加入一些葱涕、适量官粉，炼成绿豆大小的蜜丸，放瓷瓶里密闭收藏。用时，用口水在手掌上研半丸然后涂抹到龟头上，一两个小时龟头苏麻就是药力透彻的表现，可以收到秘精不泄的功效。

如果遗泄不止，病情危急，可以先炼这个药丸，封藏到日落的时间研涂龟头，一夜不会遗泄。肾精保固了再结合汤药调和脏腑。

四、气血

肺藏气，肝藏血，气统于肺，血统于肝，气血都是由中气化生而来。胃土的阳气向右运转而化生"气"，气下降则化生为"精"，这是阳气化生阴气的道理；脾土的阴气向左旋转而化生"血"，血温暖而上升则化生"神"，这是阴气化生阳气的道理。阴精还没有生成的时候，"阴魄"先凝结了，魄凝结于肺，这个魄是阴精的根基，魄从肺右降到肾而生成阴精。神气没有生发形成之时而"阳魂"先出现，魂出现于肾，上升于肝而化生血，血魂是心神的根基，血魂继续上升到心而化生心神，所以说血魂是心神的初始之气。"气"为阳，内含阴魄（阴气初始之根基），所以会清凉而肃降；"血"为阴，而内含阳魂（阳气初始之根基），所以会温暖而升发。阴气中的阳魂上升化为心神，然后又下降为气而化生精血，精血温升又化生阳神，阴阳互为其根循环不息。精血温暖而升发化生为神气，神气清凉而肃降又化生为精血，精、血、神、气其实是同一种东西，都是由中气的升降循环变化而来的。

君火和相火与肺金的上热，会使神气飞扬不能固守；木（肝和胆）和肾水的下寒，会使精血遗泄而不能收藏。因此，补养神气适宜使用清凉的药物，而滋养精血适宜使用温暖的药物。

气，禀受的是辛金（肺）的清凉之性，所以保持清凉，气就会调和顺畅，通畅则冲虚，如果热则郁塞熏蒸，郁则滞塞，滞塞不能下降就会得阳气上逆之病。血，禀受的是乙木（肝）的温暖之性，温暖就会流畅通达，寒凉就会凝瘀不通，能流畅通达就会色彩鲜明不暗淡，凝瘀就会腐败，腐败不能升发就会得下陷之病。

气滞表现的胸膈胀满和多痰、咳嗽、发喘等阳气上逆的症状，多半是由于中上部的虚热造成的；血瘀表现的瘀血紫黑成块，如用杯子和碗倾泻一样不能敛藏的症状，多半是由于中下部的虚寒造成的。如果得下寒之病，肺气收敛下降于肝部的气也会下陷而不能升发；如果得上热之病，肝血温升之气上升到肺后也会逆流而不能下降，这是气血致病的原因。

（一）气滞

肺的功能是藏气，凡是脏腑经络的气，都是由肺传播散发而来。气的性情是清降的，心火向右转化生肺气，肺气刚刚化生时已经含有阴气的根苗，所以它的性情是清肃而降敛的。肺气充实就会正常收敛下降，肺气虚弱就会逆行上升，上逆就会出现滞塞的症状。

君火和相火，根苗在癸水（肾），肾水中的阳气根苗是肺金收敛肃降而来。肺气上逆，不能收敛肃降，君相之火上升外泄烧灼肺金而出现上热的症状。凡是胸部痞闷嗳喘、吐衄痰嗽（胸闷不通、气喘、呕吐、流鼻血、咳嗽）等症状的出现，都是肺气不能下降造成的。而肺气不能下降，则是因为胃气逆行上升堵塞其下降的通道，所以肺没有了下降的通路。

肺和胃之气不能下降，君火和相火上升炎烧，水火不能互济，肾水得不到下降的火气温暖，必然滋生下寒。治疗气滞的病，应该使上焦（肺）清凉，清凉则肺金能收敛，同时应该温暖下焦（肾），下焦暖则水气能敛藏。清理肺的热气并使胃气能下降，固然是治疗气滞的定法，但是不能用寒凉之药泻阳根败坏胃气。胃气上逆的原因是土湿，土湿则中气不能运转，所以阳明胃气不能下降，如果这时候使用寒凉的药物就会加重中气的湿，并加重下焦的寒，肺胃之气会更加严重的向上逆行，上焦的热也会更加严重，痊愈的希望渺茫。

下气汤

茯苓3钱　甘草3钱　半夏3钱　五味子1钱

橘皮2钱　杏仁3钱　贝母2钱　芍药2钱

煎大半杯，温服。

下气汤治疗气滞在胸膈右肋。茯苓、甘草健脾胃补中气，五味子、半夏敛降肺胃上逆之气，贝母、芍药清热，橘皮、杏仁理气破郁。

（二）气积

肺的功能是藏气，其性情是收敛的。如果"气"病就会积聚不能散发，而肝气积聚之病多于肺气积聚之病。肺气积聚就会痞塞郁滞在心胸部位，肝气积聚则会滞结于脐腹。

气在上焦（人体上部）则应该下降，而气下降于下焦后则又需要上升。气的上升归肝木主管，肝木之气生长旺盛则气能够上升，肝木的生气不足则气就会下陷而郁塞。而肝气的郁陷，总是由于太阴脾的虚弱引起的。由于气秉承肺金之令，只能下降不能上升，而气能够上升不至于下陷的原因是依赖于肝木之气的善于舒展通达的性情，而肝木的舒展通达则依赖于脾土的左旋升发。

气在肺胃时处于旺盛状态，在肝脾时变得虚弱，所以肺气可以用泻法治疗，而肝气不能泻。气积在胸膈右肋位置的，可以用泻肺胃的药来使之下降从而达到治疗效果；气积在脐腹左胁的，则应该使用补肝脾的药物使它能够升发。这是化积调气的治疗方法。

达郁汤

桂枝3钱　鳖甲3钱（醋炙焦，研）　甘草3钱　茯苓3钱干姜3钱　砂仁1钱

煎大半杯，温服。治疗气积在脐腹左胁。

（三）血瘀

肝的功能是藏血，凡是经络脏腑里循环流通的血液都是从肝灌注而来。血的性情是温暖而升发的，因为肾水的左旋而生肝血，肝血初生之时已抱有阳气之魂，所以它的

性情温和而上升散发。人的气充实，则血就直升，气能上升血就是流畅的；气虚弱则会郁塞下陷，而血就会凝滞。

血中的温气是化生心火的根本，而这个温气的根源却是肾水中的阳气。肾水中的阳气虚亏就不能生发肝气（乙木），温气衰败受损，肝木之气就会下陷导致血瘀之病。瘀血时间长了就会失去光华，由红变紫，由紫变黑。肝木主管五色的显现，凡是肌肤枯槁没有光华，眼角出现青黑色的，都是肝血瘀滞的表现。而肝血不能升发的原因，则在于脾，脾土郁滞下陷，生长升发之气被郁遏压制，所以肝没有了向上升发通达之路。

肝脾不能上升，原因是阳气衰弱，阴气旺盛，滋生下寒，而温暖之气郁塞压抑。火气的根源沦陷，往往变化成热。然而热在于肝，而脾和肾则全是湿寒，这时候的治疗原则就是不能专用寒凉的药。至于温气颓败，不生下热的有十之六七，不能一概而论。

血瘀的病症，治疗下焦血瘀适宜用温暖的药，而治疗上焦血瘀则适宜用清凉的药。温暖则木气能够生长，清凉则火气能够生长。如果肝木郁塞而生热，这时要用清凉的药，而脾和肾则纯粹的要用温暖干燥之药，没有第二个方法！脾土下陷是因为土湿，土湿又是因为水寒，肾寒脾湿则中气升降失常，太阴脾土不能上升，中气郁塞，君火（心）和相火（手少阳三焦）失去根源，容易出现上焦热的症状，如果误认为是阴虚，大量使用寒凉的药物滋阴伐阳，则会害死人，一百个人里救不回一个。

破瘀汤

甘草2钱　茯苓3钱　牡丹皮3钱　桂枝3钱

丹参3钱　桃仁3钱（泡，去皮尖）　干姜3钱

何首乌3钱

煎大半杯，温服。

（四）血脱

肝藏血，它的性情是向外疏泄的，如果血病了，则亡脱不能收藏。血没有亡脱流失之前，先是阳气虚亏，血液凝瘀不能正常流通。瘀血少的情况下就会积结成块不能排出，瘀血多了就会向外注泄流失而不能收藏。凡是小便淋漓带血、女子月经崩漏不止，血液紫黑成块、腐败而不鲜艳，都是阳气虚弱木气下陷、血瘀不能收藏的缘故。

肝木的性情是条达通畅善于生发的，若肾水和脾土湿寒则生发之气不能畅达，所以血瘀。肝木之气郁塞则风气动，疏泄功能亢盛而不能收敛，所以血液亡脱外泄。肺血亡脱的情况要多于肝血亡脱，肝血向下亡脱流失，通过大小便遗泄，肺血向上亡脱流失，通过口鼻吐衄。血液在下焦就应该上升，而升到上焦则又应该下降，血液的下降归肺气主管，肺金收敛则血液能降，如果肺金收敛之气不足，血就会上涌而溢泄。而肺血的溢泄，根源却是阳明胃气的虚弱造成的，阳明胃气虚弱不能下降，肺气也没有了下降的通道，所以虚弱而上逆。

血生于脾而藏于肝，此时是旺盛的，在肺胃的时候则气势衰减（盛于肝脾而虚于肺胃）。血随大、小便亡脱而外泄，是肝脾的寒造成的。血亡脱吐衄于口鼻，或许是肺胃热的缘故，然而阳气衰弱、中土湿盛、中气颓败，却是脱血的根本原因所在。如果专用寒凉败火的药助阴伐阳，就会更加败坏中气，人随药而死，一百个病人没有一个能救活的。这并不是失血之病或必死之症，而是医者之过失也。

1. 衄血

肺开窍于鼻，肺气收敛下降则血不会向上溢泄。如果肺气上逆不能收敛肃降，就会发生鼻衄的病症，这是由于胃土不能下降造成的。

《灵枢·百病始生》曰："卒然多饮食则肠满，起居不节、用力过度则络脉伤。阳络伤则血外溢，血外溢则衄血；阴络伤则血内溢，血内溢则后血。"衄血（鼻出血）是阳络受伤造成的，阳络受伤则营血向上逆流，而卫气不能收敛。

肺主卫气，它的性情是收敛的。血液上升而不会溢出，靠的是卫气的收敛功能。而卫气的收敛依赖于肺气的肃降，肺气能降则卫气收敛的功能才能正常行使。而肺气的下降则要依赖于胃气的下降才能完成。如果胃土壅塞不能下降，则肺气也没有了下降的通路，收敛的功能失常，君火和相火上升外泄，肺金受火刑，营血不能收敛，所以会得鼻衄之病。而火的上炎导致肺金的损伤，并非都是实热，更多的是中下焦的寒凉造成的胃气上逆火气外泄。至于没有上热的症状而又常常发生鼻衄的，则是中土之气衰败，胃气上逆造成的，不能用清金泻火的方法治疗。外感伤寒的衄血病症，也不是因为火盛，由于寒伤营血，营血郁塞而卫气束闭壅遏，血蓄积不能容纳，就循鼻窍上逆以泻郁积之血，卫气升发所以上冲营血而得鼻衄之病，鼻窍衄血则卫气郁塞能解，伤寒的表病随之而解，所以说伤寒的鼻衄原本就不是因为火旺烧灼肺金。

仙露汤

麦冬3钱　五味子1钱　贝母2钱　半夏3钱

侧柏叶3钱　甘草2钱　芍药3钱　杏仁3钱

煎大半杯，温服。

衄血之症，君相之火上逆外泄，肺金受火刑，气伤而血沸热，宜用清金敛肺之药治疗，降逆回流。而清金敛肺降逆，必须同时肃降胃气，降胃气必须使用半夏。若医者误以为血病是阴虚造成的，又因为半夏性燥不宜用于血病，则实在是荒谬。

如果上热并不盛而鼻衄却不时发作，则全是中下焦湿寒造成的，应当加茯苓和干姜等温燥之药。如果大衄之后失血过多，气泄而阳气损伤，厥逆寒冷，则应该加人参、黄芪、干姜、附子，以延续残存的微弱阳气，清凉泻火与损伤阳气之药切不可滥用。

2. 吐血

血上升到肺，肺气收敛使它下降于胃，肺气能收就不会得鼻衄之病，胃气能降就不会得吐血之病。肺气不能收敛，则经络之血就逆行向上从鼻窍流出；胃气不能下降，则脏腑之血上行从口中吐出。肺气的收敛功能也是需要胃气的肃降才能正常行使，治疗吐血和衄血之病，都要以胃气肃降为主。

胃气不能下降，是中土湿气泛滥造成的；中土湿气泛滥，是寒水过于旺盛造成的。肾水寒，中土湿，中气郁塞衰弱，血液不能畅通，所以血液凝瘀成块、颜色紫黑，蓄积而不能容纳，势必向外脱泄。胃土郁塞没有下降的通道，瘀血就会从口中吐出。凡是呕吐瘀血且紫黑成块的，都是中土衰败、阳气衰弱、中下焦湿寒的病症。瘀血吐出之后，寒湿进一步加重，往往饮食减少不能消化。一旦中土崩溃，阳气衰绝，则死期不远，所以大吐瘀血的病人，大多病死。

吐衄之血颜色鲜红的，则是肺热的表现，然而开始的时候是由于上热，最后都变为中焦湿寒。血藏于肝，肝之木气生火，心火的热就是血中的温气所化生，血因吐衄亡泄，血中的温气也随之亡泄，所以病人大失血后就会感觉寒冷并战栗。吐衄之病就算初开始之时有上热，而其中下焦也都是湿寒。因君相之火，随胃土下降归于肾水，则上焦清轻而下焦温暖。胃土郁塞不能下降，则君相之火上逆而外泄。胃土上逆则君相之火上升，而胃土上逆的原因是脾土之湿，脾土之湿又是肾水的寒造成的。胃土上逆，君相之火上升外泄，肾水之阳气断绝了根源，吐衄之病，肾水必然是寒的，寒水泛滥则脾土必然是湿的。

如果是零星的咯血或吐血，血丝出现在痰液和唾液之中，这时的症状还不算很严重。因血的亡失不多，则阳气的外泄损失有限，虽然也是中下焦的寒湿症状，但短时间内也不至于完全衰败到不可救药的地步。但若医者滥用寒凉泻火之药败坏中气，则不该死的病也被治死了。

血证是虚劳大病，治愈率生死各半，而唐代以后的医书都是滋阴泻火的治法，今古雷同，一百个病人里面一个也救不活，实在是悲哀啊！

灵雨汤

甘草2钱　人参2钱　茯苓3钱　半夏3钱

干姜3钱　侧柏叶3钱　牡丹皮3钱

煎大半杯，温服。此方治疗大吐瘀血之病。

吐血之病，中下焦湿寒，血凝瘀而向上涌。治疗用人参、甘草补中气培植中土，茯苓、干姜祛湿而温寒，侧柏叶清肺金敛血，牡丹皮疏导肝木之气而破瘀，而病的治疗尤其应该重用半夏，以使胃气能够下降不再上逆。

血在右，本是应该向下行的，肺和胃既然向上逆行，血也没有了下行的通道，陈郁腐败，势必向上涌出。旧血吐衄而去，新血又继续瘀结，继续向上逆行到口鼻吐衄而出，如此反复则吐衄不止。如果医者再滥用寒凉之药加重湿寒，则中气败亡反而死得更快了。如果用温暖干燥中土的方法，使阳气得到修复并祛除湿气，再重用半夏使上逆的胃气能够下降，瘀血吐出去后，鲜血自然不会再瘀结。如果是下焦寒证严重的情况，应当重用花椒和附子祛寒。

零星咯血且血色鲜红又没有凝瘀的病症，虽然有上焦之热，却也不是实火。加些麦冬、贝母略清肺热即可，但还是要以泻湿气、培养中土为主，不可过度使用苦寒之药。

白茅汤

人参2钱　甘草2钱　茯苓3钱　半夏3钱

麦冬3钱（去心）　白茅根3钱　芍药3钱　五味子1钱

煎大半杯，温服。此方治疗零星吐鲜血的病症。

零星吐鲜血的症状，虽然是由脾土湿、胃气上逆造成的，而在肺却有上热症状，所以泻湿降逆之中要加入清肺的药。如果相火极为旺盛，则应该加黄芩，并加倍使用芍药。张仲景的三黄泻心汤，是治疗相火极旺的方法，但是这种情况很少，不可轻易使用。如果上焦的热没有下焦的寒严重，就应当大剂量温暖肾水、干燥脾土，清凉泻火之药不可乱用。

3. 便血

脾生血，肝藏血，肝和脾的阳气旺盛，血是温暖而升发的，所以不会向下泄漏。肾水寒，脾土湿，脾土就会郁塞下陷，肝风动而行使疏泄功能，血就会随大便脱泄。

阳气能够得到敛藏，则脾土和肾水就能够得到温暖，若出现脾湿和肾寒的症状则是大肠庚金不能收藏阳气，若误以为是肠风，而滥用寒凉之药，使脾土阳气更加衰败，郁陷加重，则便血就再没有休止的时候了。

肝脾阳气衰败，血紫黑瘀腐，应该补火（阳气）燥土（脾）以救回残存的阳气，使肝血得到温暖能够上升，不再郁陷。痔漏、脱肛的治法也是这个道理。

桂枝黄土汤

甘草2钱　白术3钱　附子3钱　阿胶3钱

地黄3钱　黄芩2钱　桂枝2钱　灶中黄土3钱

煎大半杯，温服。

大便带血之病，也是因脾肾湿寒，肝郁风动。张仲景的黄土汤，用白术、甘草、附子培养中土健脾祛湿并温暖肾水，用阿胶、地黄、黄芩清肝风泻相火，用灶中黄土祛湿健脾，没有比这个方法更好的了。这里加上桂枝，用于疏通肝木郁塞之气，也是很精密的。

4. 溺血

溺血，就是尿血。肾水寒，脾土湿，脾下陷，肝木郁塞不能舒展，肝风鼓动而行使疏泄功能，谷道（食物消化的通道）不能收敛，血向后从大肠外泄，水道不能收敛则血随小便流泄而出。

阳气能够得到蛰藏，则脾土和肾水才能温暖。脾湿和肾寒，是因壬水（膀胱）不能收藏。水的本性善于蛰藏，肝木的本性善于疏泄，水要行使敛藏的功能而不能藏，木欲行使疏泄的功能而不能泄，就造成小便梗涩不利。由于肝木越郁塞就越要疏泄，越疏泄就越会加重郁塞，肝气郁塞而生下焦之热，小便频繁、颜色发红，虽然火在此时很旺盛，而根源却是脾肾阳气虚弱。

泻湿、温燥脾土、疏肝使郁塞能够通达是治疗的主要方法。寒证用温热的药，热证用清凉的药，然而热在乙木（肝）不在脾土，在肝则应该用清凉之药，而对脾的治疗只适合用温燥之药，虽然肝热很是旺盛，也不可泻脾土损伤阳气。

宁波汤

甘草2钱　桂枝3钱　芍药3钱　阿胶3钱

茯苓3钱　泽泻3钱　栀子3钱　发灰3钱（猪脂煎，研）

煎大半杯，温服。

尿血与大便带血的道理相同，而尿血的症状则是肝木更为郁塞，所以小便梗涩不利、痛苦不堪。茯苓、泽泻、甘草培养中土并泻湿，桂枝、芍药疏通肝气并清风，阿胶、发灰滋养肝阴并疏通瘀滞，栀子利水清小便、膀胱之热。如果瘀血紫黑成块，就加牡丹皮、桃仁一类的药物活血破瘀，这是固定的方法。

卷五·杂病解（上）

无极生太极，太极分两仪，两仪生四象，四象生八卦以至于六十四卦变化无穷。中气生阴阳，此无极之生太极也。阴阳升降又化生精、神、气、血，此两仪生四象也。精、神、气、血而后就是杂病解的上、中、下三卷，此"杂病解"者，六十四卦之无穷变化也。其变化虽万端，而理不过阴阳。

杂病解上卷，"鼓胀根源"，讲的是气和水的循环变化；"噎膈""反胃"，是痰阻上焦、肺胃不降之理；"消渴""颠狂"，乃阴阳之偏也；"痰饮""咳嗽""肺痈"则是肺病之详解也。

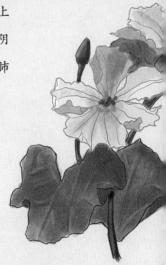

病，不过是内外感伤而已，而杂病之传变百出不穷。感伤是百病之纲，百病是感伤之目。就好像是水和火，本来源出一处，支流攸分，虽然殊途同归，其实是一处的问题而生百病。

先圣都已故去，医道绝传，黄元御博考医书，发现错误万状。"纵身若松柏，未必后雕；况资如蒲柳，动辄零谢。申之以杂病之侵凌，益之以群工之毒药，真轻尘之栖弱草，朝霞之落薤上矣。痛昔亲从凋亡、手足伤毁，荒草颓坟、烟笼雾锁，感念存殁，情何可言，作杂病解。"

一、鼓胀根源

鼓胀之病，是中气衰弱败坏造成的。肺主管气的运行，肾主管水的循环，人身中半部向上为阳，叫作气分，中半部以下为阴，叫作水分。气旺盛于身体上部，水旺盛于身体下部，这是阴阳固定的位置。气下降就化生为水，水上升则化生为气，阴阳互为其根，循环转化。阴阳转化的中枢，全在中气，中气一旦衰败，则气不能化生为水就抑郁在下焦，这就是气鼓之病；水不能化生为气而泛滥于上焦，就是水胀之病。

《灵枢·营卫生会》曰："上焦如雾，中焦如沤，下焦如渎。"上焦气旺盛，所以就像雾一样空濛；下焦水旺盛，所以如同江河注泄奔流。而气与水的阴阳变化，根源在中焦，中焦是气和水交接变换之处，气刚刚升起于此，水刚刚下降于此，气将要变成水还没有成水，水将要化为气还没有成气，水和气不能区分，所以它的形态在中焦如沤。

气化生为水，是肺胃的功能；水化生为气，是肝脾的功能。肺气和胃气向右肃降则阴气生，所以清凉而能够化生水，气不能化生为水的病症，是肺胃之气不能下降导致的；肝脾之气向左上升则阳气生，所以能够温暖而化生阳气，水不能化生为气的病症，是肝脾之气不能上升导致的。气不能化水，则向左下陷而得气鼓之病；水不能化气，则向右逆于上而得水胀之病。究其根本原因是脾胃中土湿，阳气衰败，中气不能运转，造成肝肺之气郁塞而脏腑的气机升降失常。

1. 气鼓

气从上向下降，而推论它的本源，其实是从下向上升，肾水中的阳气是"气"的根。肾水中的微弱阳气上升到肝和脾，肝脾向左旋转上升，温暖而化生清阳之气，这是气上升到水分。如果肝脾之气不能上升，则阴分（下焦）的气就会郁塞下陷，所以肚脐以下就会得肿胀之病。肝木的性情是畅达的，能够畅达而不郁塞的原因是肾水温暖、脾土干燥而阳气能升发，如果肾寒脾湿，脾阳下陷不能升发则肝气也随之郁塞不能畅达，肝木抑遏而克伤脾土，肝和脾都不能正常升发所以凝滞而得胀满之病。肝气不能舒展通达，郁塞而生热传给脾土，脾土的湿热又传到膀胱，这是五行生克的规律，某一处病了，就会把病传给它所克的部位。脾土干燥则肝木之气能够通畅发达，膀胱壬水清凉透彻。脾土湿则气滞不能化生为水，肝气郁塞不能泄水，所以水道不利、小便不畅，加上湿热的损害，所以小便淋涩黄赤（黄赤，色深发红）。

脾土既然已经下陷，胃气必然上逆。脾土下陷则肝木郁塞而不能舒展上升，胃气上逆则胆火郁塞而不能收敛下降。下焦之热，是肝木不能上升，郁塞而生之热；上焦之热，是胆火不能下降，郁阻而生之热。而此病的根本原因则是湿寒，病之标则是湿热。治疗应以祛湿、疏通郁滞，补脾阳，疏通肝气，清利膀胱郁热为治法。

桂枝姜砂汤

茯苓3钱　泽泻3钱　桂枝3钱　芍药3钱

炙甘草3钱　砂仁1钱（炒、研）　干姜3钱

除砂仁外其他药先煮，然后再加入砂仁略煮，去掉药渣，加入西瓜浆一汤勺，温服。

如果有膀胱湿热、小便色红而梗涩不利的症状，加栀子清热利湿。

如果脾肺湿气泛滥，化生郁浊，水气腐败胶黏不能下行，宜用瓜蒂散祛痰饮。痰饮在下焦则随大小便排除，在上焦则呕吐而出，排出陈痰宿水，然后再调理中气和脏腑气血。续随子仁最能泄痰饮，用白色的续随子仁十几粒，研碎、去掉油渍，服用后痰饮就能排出。

瓜蒂散

瓜蒂20个　赤小豆3钱（研细）　香豉3钱（研细）

热水一杯，先煮香豉，煮浓后去掉药渣，用汤调和赤小豆和瓜蒂的粉末，温服。或呕吐或随大小便泄下，积痰停饮这类瘀滞排出就马上停止服用。病重体虚的不能服用此方，应该服用葶苈散。

2. 水胀

水从下向上升，而推论它的本源，其实是从上而降。心火中的一点微弱阴气（或者叫心液）是水的根源。水从肺胃而降，肺胃向右转，清凉之气化生为浊阴下降，这是水从气分下降而来的道理。如果肺胃不能下降，则阳分之水（上焦之水）泛滥而上逆也不能下降，所以肚脐位置以上会得水肿之病。肺金的性情是收敛的，其收敛而不郁滞的原因是阳明胃土能够下降，脾湿则胃气上逆，肺气随之就没有了下降的通路，上焦的水不能下降，而下焦的水又上逆。水郁滞于肺，气机循环阻塞，就会得喘满之病；水郁滞于经络，卫气壅阻，就会得肿胀之病。

水生于肺，归肾统管，收藏在膀胱，疏泄的功能在肝，肾脏和膀胱互为表里（肾为里，膀胱为表）。人饮水入胃，脾之阳气蒸发使水化为雾气归于肺。肺金清凉肃降，雾气飘洒飞扬充灌于经络，润泽于皮肤，氤氲郁霭化为雨露，到中焦以下，则汇集磅礴势如江河奔流了。

膀胱是水排泄之壑。肺气化生水，向下传于膀胱，肝气行使疏泄功能，水窍就会清通，所以不会发生水的肿胀之病。膀胱这一窍，清凉则开，热则闭癃不通。《灵枢·本输》曰："三焦者……入络膀胱，约下焦，实则闭癃，虚则遗溺。"这里说的"虚则遗溺"，是相火的虚弱造成的，但"实则闭癃"即小便不畅甚至不通的症状，却不是相火的实造成的。肾主管蛰藏，肾气能够收藏相火，则相火秘固而膀胱清凉畅通；如果肾气不能收藏，则相火就会泄露进入膀胱而导致膀胱过热，出现小便不畅甚至不通的情况。膀胱过热出现闭癃，是因为相火从肾泄露而下陷于膀胱，并不是因为相火太多、过实。

相火收藏于肾水，原本不会泄露，之所以泄露不能收藏的原因在于肝木。肝木的性情是主管疏泄的，疏泄的功能畅通正常的话，是只能泄水而不会泻火。如果肾水寒，脾土湿，则肝气郁塞，越是郁塞越是要疏泄，肝风邪盛，导致相火不能秘藏，泄而不通，所以水道不能清利而导致小便梗涩。

相火下陷于膀胱的原因在于肝郁，肝气郁塞下陷的原因在于脾湿。肝和脾郁塞下陷，联合相火，郁而生热传到脾土，脾土的湿热又传到膀胱，于是导致小便淋涩、颜色赤黄而不利。

膀胱闭癃，水不能正常排泄，所以向上逆行到胸腹，浸淫于经络，而肿胀之病就发作了。《素问·水热穴论》曰："其本在肾，其标在肺，皆积水也。"所以水之病，在下部的表现是腹胀，在上部的表现是胸闷气喘不能躺，这是标本都病了。

病在本、在肾的，应从膀胱疏泄来治疗；病在标、在肺的，应从汗孔疏泄来治疗。这两种治疗方法，不管采用哪一种，都要以温燥脾土、疏通肝木为主。水之病的发作，虽然在于肺和肾，然而脾土湿和肝木郁塞却是其根本原因。

苓桂浮萍汤

茯苓3钱　泽泻3钱　半夏3钱　杏仁3钱

甘草2钱　浮萍3钱　桂枝3钱

煎大半杯，热服。覆衣，取汗。

中气虚的，加人参；寒的，加干姜；肺热的，加麦冬、贝母。

苓桂阿胶汤

茯苓3钱　泽泻3钱　甘草2钱　桂枝3钱　阿胶3钱

煎大半杯，热服。小便颜色不清的，加西瓜浆；膀胱热的，加栀子；中气虚的，加人参；内寒的，加干姜。

肝木郁塞遏陷，疏泄的功能失常，阳气衰败、脾土湿气泛滥，水的病邪之气不能制伏，所以得水胀之病。祛湿，温燥脾土，疏肝利水，这是治疗的固定方法。后世（指张仲景之后到黄元御的年代）的治法用八味加减之方法，其中的地黄会加重脾湿，附子会加重肝木的热，如果肝和脾没有败坏到极致，用这个方法也有效。如果肝和脾病的严重，用这个方法反而会加重病情，这是最害人的。

气的位置在上，虽然壅满郁遏却不至于胀，只有下陷不能上升的时候则得气鼓之病；水的位置在下，虽然停淤凝结却不会肿，只有上逆不能下降的时候则得水胀之病。肿的位置在身体中部以上的叫作水胀；胀的位置在身体中部以下的叫作气鼓。一身上下都得肿胀之病的，是气鼓和水胀之病都有。气鼓和水胀二症都有的，则气鼓之中也会有积水，水胀之中也会有滞气。总而言之，气不离水，水不离气，气滞不通则水就会凝瘀，水积不通则气就会凝聚，气之病在下部的水道必然不利，则出现小便不畅通的症状，水之病在上部的气道必然不通，则出现胸闷气短的症状。张仲景的《金匮要略·水气》说，腰以上肿应该用发汗的方法治疗，腰以下肿应该用清利小便的方法治疗，汗发出来则气道通了而水也能泄出去了，小便清利则水道通畅而气也能够通达了。

二、噎膈根源

噎膈之病，是阳气衰败、脾土湿气泛滥、上下之窍闭塞导致的。脾阳向左旋转上升，则下窍开而不闭；胃气向右旋转下降，则上窍开而不闭。下窍开而不闭，食物残渣能够排出；上窍开而不闭，胃口就善于容纳新的食物。新旧更替，新陈代谢，出和入没有阻碍，气化自然循环，所以没有病。

上下窍能够正常开通，枢纽全在中气。如果中气虚弱衰败，脾湿郁塞，则肝脾阳气下陷抑遏，就会导致下窍闭涩不能正常排泄，所以大便结涩，小便热癃不利；中气衰败则肺胃也不能下降，肺胃上逆则上窍梗阻不能容纳，所以饮食阻碍。胃气主降，胃气下降则浊气下传，上窍自然清空而无阻碍，所以善于容纳饮食；脾气主升，脾之气能够上升则清气上行，下窍自然通畅不会郁塞壅阻，所以善于排泄。胃气上逆的话则肺金也不能下降，浊气郁塞而上窍不能容纳饮食；脾土下陷则肝木也不能升发，清气涩结而下窍不能排泄废水残渣：这都是阳衰土湿造成的。阳气衰败，脾土湿盛，中气不能运转，所以脾阳下陷堵塞下窍，胃土上逆郁滞上窍，升降的枢轴失常，出纳失常。

糟粕不能排出的原因是脾下陷，肝郁塞。饮食不能容纳则不仅是因为胃气上逆、肺气壅塞，还有甲木胆火的病邪存在。胆气逆行，损伤胃，胆胃抟结，肺没有了下降的通路，上焦的雾气滞塞而化生为痰涎，胸膈随之滞塞淤堵，所以食道堵塞不能饮食。肺的津液化成了痰涎不能循环到下焦行使滋润功能，则水窍和谷窍（大小便的排泄通道）枯槁而失去滋润，而肝木的疏泄功能又不能正常运行，所以大小便不畅。总之是中气衰败、气机的升降失常造成的饮食和排泄失常。

苓桂半夏汤

茯苓3钱　泽泻3钱　甘草2钱　桂枝3钱

半夏3钱　干姜3钱　生姜3钱　芍药3钱

煎大半杯，温服。

噎膈病致胸膈滞塞，雾气淫蒸化生痰涎，上脘不通加上痰涎胶黏，所以食道阻塞不通，治疗应重用半夏以降胃气。痰饮盛的加茯苓、橘皮破其浊瘀，加生姜汁多多益善。痰饮极为旺盛的用瓜蒂散，使病人吐出宿痰、泄下停滞的郁水，胸膈清洗一新、腐败胶黏的痰涎清空，则饮食就能渐渐恢复了。

胸膈的痞闷症状，是由肺胃之气向上逆行、浊气不能下降造成的，而其中又是少阳甲木的病邪。由于胃气上逆造成肺和胆没有了下降通路，胆气盘结不能下行，经络之气郁迫，所以胸胁痛楚。应该用甘草缓解其急迫症状，用芍药泻其木气病邪，柴胡、鳖甲疏散其郁结。如果肝木风盛枯燥，则加阿胶、当归滋养肝木、清风润燥，则胸胁痛楚的症状自然能缓解、消除。

大便燥结、粪粒坚硬的原因是脾土湿，胃气上逆，肺郁痰盛不能化生津液以滋润大肠。大肠是阳明燥金之腑，枯槁失去滋养，则大便艰涩难下。阴气凝滞闭塞，下窍不能通畅，加上饮食不多，消化不良，食物残渣有限，不能充满肠胃并顺胃肠向下排出，也会出现大便难下的症状。由于肝木郁陷，关窍堵塞，疏泄的功能失常，所以大便艰难。这种症状应该用干姜、砂仁温补中气，破滞通瘀，温养脾阳而开肠窍，用桂枝疏肝恢复疏泄功能。大便干涩困难的要重用肉苁蓉滑肠通窍，可加白蜜。肝木枯，肝血燥，肝的疏泄功能失常，要加当归、阿胶滋肝养血以修复肝的疏泄功能。

小便红涩的症状，是由于肺郁痰盛，不能生水以渗入膀胱，加上脾湿肝郁使疏泄功能失常，所以水道不利，小便不清不畅，此时应该用茯苓、泽泻、桂枝来泻湿气、疏肝气，用以疏通小便之窍。严重的用猪苓汤加桂枝，猪苓、茯苓、滑石、泽泻祛湿气并温燥脾土，桂枝、阿胶疏肝清风，小便自会清利通畅。噎病的症状痰多而小便少，都是因为土湿。脾湿不能运转升发则肝气不能通达升发，所以小便癃闭；肺气不能收敛肃降，所以痰盛。泻湿以茯苓、泽泻为主，辅佐使用利肺疏肝的药物，则痰消，小便清长。

大小便通道出口闭塞，浊物废水没有了排泄之路就会痞闷郁塞在胸膈，三焦水气的循环也随之失常。用药打开下窍郁塞，胸膈的浊气渐渐有了去路，上脘自会恢复通畅，再加上疏利破郁的药物清除胸中腐败之物，饮食就可顺畅而下。而上下窍的疏通打开，总要以温暖中气、干燥脾土为主。脾土温燥，胃气不会上逆，则肺气能肃降而噎病自开；脾阳不下陷，则肝气能升发而小便自然清利。

若误以为上下窍闭塞不通是阴虚火旺导致的，滥用地黄、牛乳这些滋阴之药，或大剂量使用地黄，则致噎膈病者一百个救不活一个。只有明白真正的医理，才能将噎膈病治好。

三、反胃根源

反胃之病，是阳气衰败、脾土湿气旺盛、下脘郁塞造成的。饮食的容纳，依靠胃土的下降；饮食的消磨，依靠脾阳的升发。中气强健旺盛，则胃气能下降而善于容纳饮食，脾气能上升而善于消磨水谷。水谷饮食消化正常，则营养成分上升滋养身体，而上窍清空不会郁滞，所以痰涎不会发生；食物残渣和废水向下排出，畅通没有阻碍，所以大便不会滞结，小便不会梗涩。

如果湿气泛滥，阳气虚亏，中气衰败，戊土胃气虚弱则人能消化却不能很好地容纳饮食；己土脾阳虚弱，则人能容纳却不能很好地消化饮食。在上焦的阳气之中含有阴气之根，这个气就会下降，此气下降则化生阴气从而能够受盛容纳饮食，所以胃虽然是阳气之土却主管容纳饮食。在下焦的阴气之中含有阳气之根，这个气就会上升，此气上升则化生阳气而消化饮食，所以脾虽然是阴气之土却主管消磨水谷。阳气的性情是开放的，胃的阳气旺盛则此窍大开而善于容纳饮食；阴气的性情是束闭的，脾的阴气旺盛、湿气泛滥则下面排泄之窍闭塞而消化不良。胃窍常开善于容纳水谷，所以能进食，脾阴盛则下面排泄之窍常闭而消化不良，所以呕吐。脾升胃降，中气运转不停，饮食不能消化则难以长久停留在胃，没有了下行的通路就必然向上涌吐。

大便干结，是因为糟粕传送不多。大便通道和排出之窍门闭涩，而渣滓有限，不能马上下行，蓄积的时间长了而后才能突破关隘排出，排出后通道和窍孔又闭涩，过一段时间蓄积的多了又排出，零星断续不能连贯流畅，不能成形。等到蓄积到一定时间传到魄门（肛门）的时候，则粪粒坚硬，形状如同弹丸。由于大肠是燥金之腑，而上焦肺部的津液郁成痰涎不能向下运行以润泽肠道，所以大便干燥阻塞而艰难。

张仲景在《金匮要略》里，留下"大半夏汤"的药方经典，补中气，降胃气，滋润大肠之燥，堪称治疗反胃的圣方了，如果与茯苓四逆汤合用，效果更佳。

姜苓半夏汤

人参3钱　半夏3钱　干姜3钱　茯苓3钱　白蜜半杯

河水扬之二百四十遍，煎大半杯，入白蜜，温服。

反胃与噎膈道理相同，但是反胃，没有上脘闭塞。治疗原则都是温燥脾胃，补中气，祛湿，肃降胃气的上逆，开通郁结。脾土干燥，阳气恢复，饮食能够消化，自然不会再呕吐。谷物精华向下润泽大肠，渣滓盛满了，排泄没有阻碍，大便自然通畅不会干结。

湿气渗泻，水被循环利用以后必须随小便排出，如果肝气不能疏泄，就加桂枝、阿胶疏肝清风。清利小便排水和润肠疏通大便，按照噎膈的方法就可以治疗，没有什么差异。

四、消渴根源

消渴病，病在足厥阴。厥阴风木（肝）和少阳相火（胆）互为表里，风木的性情专管疏泄，脾湿下陷，肝木抑遏不能舒展，疏泄的功能不能顺遂，却又要强行疏泄，则相火不能蛰藏。手少阳三焦经以相火主令，足少阳胆经顺从相火而化气，手少阳之相火下陷于膀胱，所以下焦会得淋癃之病而小便梗涩不利；足少阳胆经的气向上逆行于胸膈，所以上焦得消渴之病。由于风和火的病邪一起发作，津液和血液被损害，所以得燥渴之病。

小便淋癃的病症，是肝脾郁陷导致的；上焦消渴的病症，是胆胃上逆导致的。脾阳下陷则肝木不能升发，所以小便淋癃；胃气上逆而胆气不能下降，所以得消渴之病。脾阳下陷、胃气上逆，升降失常，阴阳二气不能互济，就会上焦消渴，下焦淋癃。如果只是脾阳下陷郁塞不能升发，就只得淋癃之病而不会得消渴之病，这是因为肾水能藏而肝木不能疏泄；如果只是胃气上逆不能肃降，则只会得消渴之病而不会得淋癃之病，这是由于肝木疏泄而肾水不能藏。肝木不能疏泄，则肝气抑郁而生热，热气下陷到膀胱，所以小便梗涩不通得淋癃之病；肾水不能敛藏，则肾的阳气泄露而生寒证，肾脏寒滑，则小便过多，不能收敛。

肾水中微弱的阳气升发化生肝木，肝木升发化生心火，心火的热来自肝木，肝木的温来自肾水。肾水主管水火的蛰藏收敛，肝木则主管疏泄，肝木气虚则被肾气压制，肾能藏而肝不能疏泄，从而得淋癃之病；肝木旺盛则压制肾水，肾不能行使敛藏的功能，从而得小便过多之病。

《素问·气厥论》曰："心移寒于肺，肺消。肺消者，饮一溲二，死不治。"这是上下俱寒的症状，上焦寒则喝水少，下焦寒则小便多。喝一分水却排出二分，排出的水分中精液和水各一半，所以是必死的病，没法治。《金匮要略》言："男子消渴，小便反多，饮一斗，小便一斗。"这是下焦寒而上焦热，下寒就小便多，上热就喝水多。喝一斗水尿一斗尿，排出的水分是尿多而精少，还可以救治，有治愈的希望。口渴而喜欢饮水，小便又不利的，是消渴和淋癃两种病同时发生的症状。

肾气丸

地黄2两8钱　山茱萸1两4钱　山药1两4钱　牡丹皮1两
茯苓1两　泽泻1两　桂枝3钱5分　附子3钱5分

炼蜜丸，梧子大，酒下十五丸，日再服。不治，渐加。

《金匮要略》言："消渴，饮一斗，小便一斗。"（消渴之病，饮水一斗、小便排出一斗。）这是上焦的燥热之病和下焦的湿寒之病。燥热的病在肝经和肺经，湿寒的病在脾脏和肾脏。肾气丸，茯苓、泽泻泻湿气且温燥脾土，地黄、牡丹皮、桂枝疏肝清风，附子温暖肾水祛寒，山药、山茱萸收敛肾精不使外泄，这个方子实在是治疗消渴的神方。

肝主管疏泄，肝木越是郁塞就越是要疏泄，疏泄不通，小便就不利；而疏泄的同时收藏的功能失效，又会导致小便频繁、肾精流失。肾气丸能收小便过多，也能疏通小便的不通畅。《金匮要略》言："小便一斗者主之，小便不利者亦主之。"这是肾气丸能够泻湿、温燥脾土和疏肝清风的缘故。

猪苓汤

猪苓3钱　茯苓3钱　泽泻3钱　滑石3钱

阿胶3钱

先煮前四味药，煮好后把阿胶溶入药汤，温服。这是治疗上焦消渴、下焦淋涩之病的。

上焦消渴、下焦淋涩之病是因为脾土湿盛，肝木郁塞，从而生出风燥（肝风热）之症。猪苓、茯苓、泽泻、滑石可泻湿、温燥脾土，阿胶滋润肝木清风，这是解渴通淋的良方。如果肝木郁塞不能疏泄，应加桂枝以疏通木气。如果消渴和淋涩同时发作且脉象浮又发热的，是脾土湿、肝木郁塞而感受风邪伤害的缘故，应当用五苓散发汗解除风邪。

桂附苓乌汤

茯苓3钱　泽泻3钱　桂枝3钱　干姜3钱

附子3钱　龙骨3钱（煅、研）　牡蛎3钱（煅、研）

何首乌3钱（蒸）

煎大半杯，温服。

这是治疗饮水一分却排小便二分的症状的。

《素问》所说的饮一溲二之病，是肾水寒、脾土湿而肝气又郁塞导致疏泄旺盛的缘故。适宜用茯苓、泽泻来泻湿、温燥脾土，干姜、附子温暖中气和肾水，桂枝、何首乌荣肝疏木，龙骨、牡蛎收敛尿液和肾精。这个病发病初期还能救治，病的时间久了则不可救药。

五、癫狂根源

癫狂之病，是惊悸之病病重的表现。肝在五行为木，它的气为"风"，它的情志为"怒"，它的声音为"呼"。心在五行为火，它的气为"热"，它的情志为"喜"，它的声音为"言"。肺在五行为金，它的气为"燥"，它的情志为"悲"，它的声音为"哭"。肾在五行为水，它的气为"寒"，它的情志为"恐"，它的声音为"呻"。脾在五行为土，它的气为"湿"，它的情志为"忧"，它的声音为"歌"。阳气初升而没有完全升发到顶之时则怒（在肝），阳气完全升发到位则喜（在心）；肺金收敛阳气初降而没有下降到底之时则悲（在肺），已经下降到底的则为恐（在肾），由于气下陷于深渊，情志幽深低落，所以生"恐"。

肺气半降之时凄凉而生悲，这里的"悲"，就是肾的

"恐"的先机；气上升到九天之上，神气顺畅通达，所以"喜"就产生了，在这个气升到一半没有到顶的时候，如果郁塞就会生出"怒"，这是气不能升发通达而"喜"不能如愿的缘故。

人如果某一脏的气出现偏盛的情况，那么这一脏的情志和声音也会随之出现，五脏有五气、五声、五色、五情、五味。癫病的症状，表现为安静而多有悲和恐的情绪出现，这是肺和肾的气过于旺盛的缘故。狂病的症状，表现为躁动不安和喜怒无常，这是肝和心的气过于旺盛的缘故。肺和肾为阴，肝和心为阳，《难经·二十难》言："重阴者颠，重阳者狂。"然而肺金和肾水的过于旺盛，则是阳明胃的湿寒造成的；肝木与心火的过于旺盛，则是脾土的湿热造成的。因为肺金随胃土右转下降，胃湿寒不能降，则肺金偏旺而出现"悲"的情绪，肾水偏旺则出现"恐"的情绪。肝木随脾土左转上升，则肝和心的火气能够升发通达，若脾土湿气泛滥不能升发，则肝木郁塞而生热，肝气旺盛就会生出"怒"的情绪，心火旺盛就会生出"喜"的情绪。湿寒发作则寝食不安、又悲又恐、面目黄瘦、腿膝寒凉，身安静而神情迷茫，大便坚硬而小便涩，这都是肺金和肾水过于旺盛造成的。湿热发作则善吃能睡、喜怒无常、面目红而肥、臂肘温暖，身体喜动不喜静且神情聪慧，大小便通畅条达，这是肝木和心火旺盛造成的。

癫病是阴气旺盛造成的，狂病是阳气旺盛造成的。这两种病，一为阴，一为阳，本来不是一个气，表现也是阴阳分明。然而癫病时间长了偶尔会出现小狂的表现，狂病时间长了偶尔也会出现微癫的症状。阴气盛则癫病发作，阳气盛则狂病发作，阴阳反复则癫狂之病重叠显现，这是阴阳都偏盛的原因。

苓甘姜附龙骨汤

半夏3钱　甘草2钱　干姜3钱　附子3钱

茯苓3钱　麦冬3钱（去心）　龙骨3钱　牡蛎3钱

煎大半杯，温服。有痰的，加蜀漆祛痰。此方治疗癫病悲恐失正的病症。

丹皮柴胡犀角汤

牡丹皮3钱　柴胡3钱　犀角1钱（研汁）　生地黄3钱

芍药3钱　茯苓3钱　甘草2钱（炙）

煎大半杯，温服。有痰的，加蜀漆。此方治疗喜怒无常的狂病症状。

辛劳损伤中气，脾土湿、肝木郁塞，就会得惊悸之病。湿气旺盛则生痰，痰堵塞上窍使人神智迷乱，喜、怒、悲、恐随着情绪发作，病气动则人失去节制，于是得癫狂之病。癫狂的病人必然有停痰、宿痰郁塞。痰是癫狂之病的标，湿是癫狂之病的本。癫病是神惊引起的，狂病是心悸引起的，去除病根的治疗方法重点不在痰。如果宿痰胶黏凝固，可以用瓜蒂散涌吐而清宿痰、和脏腑，然后再温燥中土去除湿气，可以根治。

六、痰饮根源

痰饮的症状，是因肺和肾出问题了，而痰饮的病根在于土湿。肺和肾是痰饮之病的标，脾和胃则是痰饮之病的本。肺的功能主管藏气，肺气清凉肃降则化生肾水，肾的功能主管藏水，肾水温暖上升则化生阳气（心火）。如果阳气衰弱而中土脾胃湿气泛滥，则肺气壅滞不能下降化生肾水，而肾水寒凉凝瘀不能温升而化阳气。肺气不能肃降化生肾水就会在上焦郁蒸成为痰，肾水不能温升化生阳气就会停积在下焦成为饮。凡是阳气衰弱、中土衰败，肺金和肾水郁塞壅滞的，没有不得宿痰留饮之病的。

清降的道路堵塞，肺的气不能散布滋养身体，于是出现咳嗽、发喘、胸闷气短、饮食失常、喜怒无常等症状。因痰饮淤积体内，三焦腐败壅阻，阻碍气与血的循环，以及精与神的交济，所以百病随之而生，变化不固定，随脏腑某一处本气的虚亏衰弱而发作，而百病的根源全在脾土的湿气泛滥。足太阴脾经以湿土主令，手太阴肺经顺从湿土化气，如果湿气旺盛而脾土虚亏，则饮食消化迟缓，脾和肺的气郁塞而不能宣扬通达，则生痰涎。病的时间久了，则一身的精气全都变成腐败郁浊之物，微弱的阳气断绝根源，则病人死亡。

岁数大的老年人，平时阳气虚弱，一旦出现昏聩痰鸣的症状，低头闭目，两三天即亡，这是阳气败脱，痰证

无药可医的情况。除此之外的其余百病不至于到这样的
程度。

治疗痰饮总宜温燥脾胃中土，泻去湿气，断绝湿寒痰
饮化生的源头，清除瘀塞腐败停滞之物，使精气能够传播
滋养全身，津液流畅无阻，才可以挽救衰败微弱的生命。

姜苓半夏汤

茯苓3钱　泽泻3钱　甘草2钱　半夏3钱

橘皮3钱　生姜3钱

煎大半杯，温服。

百病之生，都是由于土湿，所以大多有痰症。而鼓
胀、噎嗝、虚劳、吐衄、嗽喘、惊悸之病，痰症更严重。
原因是脾胃湿而阳气虚弱，气机和津液循环凝滞不畅，治
疗应该温燥脾胃，同时泻湿、疏通郁塞使气机循环畅通，
小半夏汤加茯苓、橘皮，这是固定的治疗办法。

上焦的痰，一半是湿热造成的，而下焦的饮，则纯
粹是湿寒造成的。上下焦的治法不同，寒热有区别，然而
总要以温燥肾水和脾土为主。上焦热的，加知母、石膏
清热；下焦寒的，加干姜、附子去寒。如果上焦的痰陈宿
缠绵、胶固难以疏通，加枳实疏通。饮停在脏腑的，如果
在上部胸膈位置，用十枣汤外泄从气分吐出；如果在下部
脐腹位置，用猪苓汤外泄从小便排出。如果湿气流溢于经
络，就用五苓散发汗使其从汗孔泻出。上脘位置的痰，可
以从口中吐出；中脘之痰，可以随大便排出；如果是流溢

于经络的湿饮，只能使之化气成津液，从汗和尿排出，没有别的去路。一切痰饮症状，用瓜蒂散上吐下泻而出，功效最为快捷。续随子仁驱逐痰饮，也是治疗痰饮效果好的药物。

七、咳嗽根源

咳嗽之病，是肺、胃之病。胃土向右转下降，肺金随之下降，上焦的雾气飘洒下降，津液流通，所以不会有痰；呼吸安静，气的上升、下降运行无阻，所以不会咳嗽。胃土之气向上逆行，肺金没有了下降的通路，上焦的雾气郁塞，所以痰涎滥生，呼吸壅滞阻碍则咳嗽发作。这个病症大多发生在秋冬季节，是外受风寒闭塞卫气，内里的气机循环更加郁阻的缘故。

胃气不能下降都是阳明经之阳气虚弱造成的。太阴经以脾土化生湿气，阳明经顺从大肠而化生燥气，燥气能敌得过湿气，则脾能升而胃能降，如果湿气胜过了燥气，则脾土下陷不能升发，而胃土上逆不能下降。这是因为燥为阳而湿为阴，阴气的性情是壅滞的，而阳气的性情是运动的，这是自然之理。

《素问·咳论》言："其寒饮食入胃，从肺脉上至于肺则肺寒，肺寒则外内合邪，因而客之，则为肺咳。"饮用或食用了寒凉的水和食物，造成的寒气顺着肺脉向上运行到肺而导致肺寒，肺寒则内外病邪相结合并驻留肺脏，就会得咳嗽之病，所以张仲景治疗这种寒咳之病，必用干姜和细辛这两味药。

燥热引起的咳嗽，是金气燥而火气上炎造成的。手阳明大肠经是燥金主令，燥气旺盛的话则手太阴肺经顺从大肠庚金化气而不会顺从太阴脾之湿土化气，一旦遇到胃气向上逆行，胆火随之上升，则肺金受相火损害，壅滞而生咳嗽之病。上焦虽然是燥热，但下焦却是湿寒。这是因为肺胃之气能够顺利下降则相火能够蛰藏而下焦温暖，肺和胃气向上逆行上升则相火浮动而生上焦之热，这时候人体是上热下寒，也就是火气只能上升不能下降的缘故。由于足太阴脾湿气泛滥，则辛金肺气顺从脾而化生湿气，所以会得湿咳之病；由于手阳明大肠燥气旺盛，则戊土胃气顺从它而化生燥气，所以会得燥咳（干咳）之病。燥气旺盛则上焦热，湿气旺盛则下焦寒，然而终究是湿寒为此病之本，燥热是此病之标。

姜苓五味细辛汤

茯苓3钱　甘草2钱　干姜3钱　半夏3钱

细辛3钱　五味子1钱　（研）

煎大半杯，温服。

咳嗽之病，是土湿泛滥，胃气上逆，肺金不降，气机郁滞而生痰，七窍阻碍不通、呼吸不能顺畅，上焦雾气不能散布滋养身体等原因造成的。病人稍微感受风寒，皮毛就会闭塞，肺气更加郁滞，咳嗽必然发作。在肺部或许有上热之症，然而若不是脾肾湿寒就不会得病。岐伯的论述与仲景的方法，确实是不可更改的。

病重的，就会变成齁喘，可以加橘皮、杏仁疏利肺气；如果肺郁生热，加石膏、麦冬清心肺之热；如果胆火上炎烧灼肺金，加芍药、贝母清胆肺；劳伤咳嗽吐血，加侧柏叶收敛肺气；如果感冒风寒，打喷嚏、流鼻涕、头疼怕冷，加生姜、紫苏叶以解体表之寒邪。

八、肺痈根源

肺痈之病，是湿热郁蒸造成的。阳气衰弱，中土湿气过盛，肺胃之气不能下降，气机壅滞而生痰，胸膈瘀塞不通，湿郁生热泛滥熏蒸，胸膈内瘀浊之物发臭腐败化生为脓。脓初发的时候还能治，如果脓已生成而肺已败坏则死。这是由于湿气旺盛，肺气郁滞，风寒从外闭塞皮毛，导致卫气收敛，营血在内郁塞不能向外发散，郁而生热，热邪闭塞于内部熏蒸痰涎，从而化生为脓。

风伤于体表，则腠理疏泄而有汗发出；郁热熏蒸于体内，则经络阳气遏闭不能发汗，身体怕冷。卫气从外收敛，呼气只出不进，营血从内郁遏，吸气只进不出，卫气与营血不能交流互济，风和热同时发作，风邪从外伤害人的体表皮毛，皮毛与肺经相合，脾为中土，湿气泛滥郁塞壅满，肺气不能下降。而风邪袭击皮毛，泄其卫气，卫气越是外泄就越是会收敛，皮毛刚开始是打开的，最终完全关闭，肺气壅塞，里外都没有泄出的通道，于是痞闷喘促，痰与咳嗽的症状加重，口干咽燥却不渴。稍微喝点汤水，则津液沸腾而吐出浑浊的唾沫。热邪内伤津血，津血和痰涎受热郁蒸腐化成脓秽，病人吐出来的东西如同米粥一样腐败黏稠，时间久了则肺脏糜烂，所以会死。

此病生在肺部，而根源却在于胃气上逆不能下降，胸膈的疼痛则是胆木上逆、相火上炎的原因。因为胃土不能下降，肺和胆都没有了下降的通道，胆木化生相火克胃则膈上发生疼痛，相火上逆烧灼肺金则胸中郁热。治疗的办法是标本兼治。

苏叶橘甘桔汤

紫苏叶3钱　甘草2钱　桔梗3钱　杏仁3钱

茯苓3钱　贝母3钱　橘皮3钱　生姜3钱

煎大半杯，温服。

如果胃气上逆，胸膈郁满沉重，加半夏肃降胃气。

肺痈之病，胸膈湿热郁蒸而生成痰涎化为痈脓。痰盛的症状要清痰，脓形成了就要向外排脓。如果胶痰堵塞，应该用甘遂、葶苈子一类药来清除，脓血腐败瘀滞的就要用牡丹皮、桃仁一类的药物来排除。

病情严重的要用张仲景的二白散来治疗，或吐出，或随大小便排出，以救肺脏真气，胜于养痈贻害。

二白散

桔梗3分　贝母3分　巴豆1分（去皮、炒、研如脂）

这三味药研成末，饮服半钱匕。

服用后，脓在膈上就会呕吐而出，在膈下会随大便泄出。如果泄的多而止不住，喝冷水一杯就可止泄。

葶苈大枣泻肺汤

葶苈子（炒黄、研，弹子大）　　大枣12颗

水三杯，先煮枣到剩下两杯，除去枣加入葶苈，两杯煮剩一杯，一顿服完。如果脓没有形成则痰会排出，如果脓已形成则脓会排出。

卷六·杂病解（中）

　　卷五·杂病解（上）侧重于中上焦的医理论治，本卷则侧重于中下焦的医理论治。"腹痛""腰痛"为常见病，明其理而能用于临床无不疗效显著；"奔豚""积聚""瘕疝"篇，乃是水、气、血淤堵瘀滞者也；"蛔虫"篇，今日蛔虫不多见矣，然其对肝脾病的医理论治则仍然有着积极之价值，未可轻视也；"便坚""泄利""痢疾""淋沥"篇，则是大小便之病变，虽为常见，也有治之不当而不能挽人性命者，其中对伤寒阳明之便坚和内伤杂症之便坚，区分清晰。

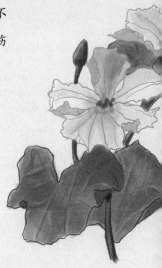

一、腹痛根源

腹痛之病，是因为中土湿、木气危害。肝木上升到脾土，胆木下降到胃土，左升右降土气通畅则肝胆木气通达舒畅，所以不会痛。肾水寒、中土湿则脾阳下陷不能升发，胃土上逆不能下降，肝和胆郁塞壅遏不能舒畅，所以腹痛发作。

肝木上升好比是枝叶，胆木下降却是主干，是根本。脾土下陷则肝木的枝叶不能升发，横塞于地下而伤脾土，所以病痛位置在小腹；胃气上逆则胆木不能下降培养肾水，盘郁在地面（中土）之上而伤胃土，所以病痛位置在心胸。足厥阴肝经与足少阳胆经左右并行，通过两胁，而三阳的病（太阳、阳明、少阳）在外归于经络，三阴的病（太阴、少阴、厥阴）在内归于内脏。因阴气在内旺盛而阳气在外旺盛的缘故，所以病痛在脏腑的是足厥阴肝经的病邪造成的，病痛在胁肋的是足少阳胆经的病邪造成的。至于中气倾颓衰败，木气病邪向内侵害，疼痛位置不在上、下、左、右，而是痛在肚脐的，则更为严重剧烈。

腹痛之病，有木气郁滞而生热的症状。肝以风木主令，胆跟从相火而化气，小腹疼痛的是肝风邪盛而热少，上部心胸疼痛的是心胆火盛而风少，然而探究根源，总归是湿寒造成。

如果有饮食停瘀不能消化的症状，应该用温热药泄下排出，张仲景的"大黄附子汤"是最好的治疗方法；如果是宿物残留郁滞而生郁热，则用"厚朴七物汤"治疗，这也是很好的方法；如果是瘀血阻塞、气道梗阻而产生疼痛的，则用破结散滞、疏通瘀血类的药物治疗，桂枝茯苓丸、下淤血汤都可以，斟酌病人寒热症状灵活应用；如果没有宿旧浊物郁滞，治疗应该用培养中土疏理肝气、温暖肾水去除脾湿的药剂，大建中汤、附子粳米汤、乌头石脂汤堪称是治疗这些疼痛的准绳。

姜苓桂枝汤

桂枝3钱　芍药3钱　甘草2钱　茯苓3钱

干姜3钱

煎大半杯，温服。

此方治疗肝脾下陷、疼痛位置在小腹的症状。桂枝、芍药疏肝，茯苓、甘草培养中土祛湿，干姜驱寒。

柴胡桂枝鳖甲汤

柴胡3钱　鳖甲3钱（醋炙）　甘草2钱　桂枝3钱

半夏3钱　芍药3钱　茯苓3钱

煎大半杯，温服。

此方治疗胃胆上逆、疼痛位置在心胸的症状，茯苓、甘草养中土祛湿，桂枝、芍药、柴胡疏肝胆清热，半夏肃降胆胃，鳖甲破瘀。如果胃寒就加干姜、川椒、附子祛寒。

凡是心腹疼痛，都是肾水寒、脾土湿造成的，是肝胆木气郁滞冲击导致的。心腹疼痛剧烈欲死，四肢冰冷，唇口和指甲发青白色的症状，应该用干姜、花椒、附子、桂枝驱寒邪而疏通郁塞之肝气；必须重用茯苓、甘草泻湿气培养中土，以缓解症状的急迫，则疼痛自然消除。肝主令的是风木，胆顺从相火化气，肝木之气郁塞则风动为病，而肝胆火气郁热发作也往往会伴随发生，但是推算病人脾肾都是湿寒。既然风和热两种病邪同时发作，要用芍药、柴胡、黄芩来泻肝胆之风热，而对于脾和肾的治疗必须使用温燥的药物，这是必定的方法。

肝主管藏血，肝郁不能舒展则生出风邪，风气动则血液耗损，肝木枯槁不能滋润，生长之意不能顺遂，郁怒而伤克脾土，则病人就会出现心腹疼痛的症状。如果血液枯燥肝木不能滋润，应该用芍药、阿胶、当归、地黄、何首乌一类的药物滋养肝木，养血息风，肝木繁荣风气消除就应该减去这些药，不能过度使用，以免败坏脾胃中土阳气。

血郁疼痛发作，病或者在内、在脏腑，或者在外、在经络，症状是肌肤粗糙、两眼周围黯黑（俗称"黑眼圈"），经常发怒而又记性不好。肝开窍于目，目为肝之窍，肝主藏血而使肤色有光泽，血瘀则不能使皮肤光彩润泽，所以出现皮肤粗糙、两眼周围黯黑的情况。应该用牡丹皮、桃仁破除瘀血，如果癥结难以破开疏通，可以加土鳖虫、虻虫之类的药物化瘀破结。寻常的血瘀，用五灵脂、山羊血治疗，功效也很好。

饮食郁滞不能消化，中土湿盛肝木郁塞导致的疼痛发作，用仲景温暖泄下的方法，大黄、干姜、附子泄出病人停积的水谷饮食，病情严重的加一二厘巴豆霜，清除陈旧宿物，功效最是快捷。其他的一切宿物壅阻也适宜这个治疗办法。

二、腰痛根源

腰痛之病，是肾水寒、肝木郁塞冲击造成的。肝木生于肾水，肾水温暖则肝木自然繁荣，肝木能够生发而不郁塞，所以不会发生疼痛。肾位于脊椎骨的第七节之中，正在腰间位置。肾水寒不能生发肝木之气，肝木下陷于寒凉的肾水，结塞盘郁不能升发舒展，因此疼痛发作。肝木是肾水生发而来，肾水温暖则生发之意升腾，肾水是肝木的根本。肾水温暖则能够生发，肾水寒冷则水结冰渐不能生发，其根源失去繁荣生长之机，肝木生发之气随之郁塞，就会得腰痛之病。

腰部是肾水所在的位置，腹部是脾胃中土所在的位置，土湿而肝木不能舒展生发，腹部就会发生疼痛；肾水寒而肝木不能生长，则腰部就会发生疼痛。然而腰虽然在肾水的位置，而肝木郁塞不能升发却是疼痛发作的根源，必然兼有脾胃中土之病。上焦之火和下焦之水，土位于水火之间，火旺盛了则土气干燥，水旺盛了则土湿，太阴脾土的湿是水气泛滥造成的。脾土干燥则肝木通畅发达而阳气能够升发，脾土湿则肝木郁塞肝阳下陷。肾水既然寒冷，脾土必然湿气泛滥，湿气旺盛而肝木郁塞，则肝阳下陷不止，如同坠入深渊，所以腰痛就发作了。

因为贪色纵欲过度而导致的腰痛，是精气亡泄造成的。精为阴，而阴中之气却是阳气生发的根源。纵欲过度损伤阴精，阳气之根源败泄，则肾水本应是温暖的，此时变成了寒冷的深渊，阳气不能生发，这是肝木干枯、脾阳衰败的根本原因，疼痛就是从这里发作出来的。因为阴阳生长之理，本是自然循环，肝木固然能够生出心火，而相火下降于肾，肾水温暖才能生发肝木。少阴心火是上升在九天之上的，却是从肝木升发而来；少阳之火是下降于九地之下的（"九地"指下焦之肾），下降敛藏在肾水之中的火气就是肝木生长的源头。说肝木从肾水生长而来，其实是从肾水中的阳气生长而来，水中的阳气是四象的根源，《难经》所说的肾间动气，就是阳气生长的根源。

桂枝姜附阿胶汤

茯苓3钱　桂枝3钱　甘草2钱　干姜3钱

附子3钱　阿胶3钱（炒、研）

煎大半杯，温服。

三、奔豚根源

奔豚证是肾水寒而瘀滞导致的。正常健康的人君火上升，相火下降敛藏，名称分为君和相，其实是一气相贯通，就是个火而已。火能够敛藏而不外泄，则肾水温暖而不会寒凉。相火下降敛藏实际是依靠中土的运转，胃土右转下降则肺金能收、肾水能藏，则君相二火能够收敛秘固而不外泄。如果脾湿不能升发而胃气上逆不能下降，则肾水寒凉逐渐郁结，阴气凝聚，时间久了变得结实坚硬，在小腹结成硬块，这就是"奔豚"症。《难经》言："肾之积，曰奔豚是也。"

肾水的病邪既然聚集凝结，遇到郁塞就会发作，奔腾着逆行向上，气势如同受惊之豚（豚，指猪，受惊之猪横冲直撞，这里用来形容疼痛之剧烈），腹部、两肋胁、心、胸各部位的病都随之发作，气冲咽喉、七窍冒火、危困欲死、痛不可支。待到此病发作之势气衰而返，各部位的疼痛才会停止。此病的病势凶猛，没有比这个更厉害的了。

淤积的是肾水之病邪，而发作的却是肝木之气。这个病没有发作的时候是心中悸动，将要发作的时候则是肚脐下悸动。肾水寒冷、肝木郁塞，肝气越郁越要升发，就会气机振摇，这时枝叶不能安宁，则悸动出现在心下；根部不能安宁，则悸动发生在肚脐处。肚脐处发生悸动的，是肝木生风、根处动摇，所以奔豚就会发作。

张仲景《伤寒论·霍乱病脉证并治》言："若脐上筑者，肾气动也。"肾气是风木摇撼的根本，然而疼痛的发作却是肝木的病邪之气造成的。肝木邪气一发作，肾的寒水向上侵凌，肝木克脾土，肾水则侵害心火，君相之火衰败、脾胃中土衰败，正气被损伤侵害，因此奔豚的发作才会如此危险、严重。

悸症是肝木郁塞、肝风冲击的缘故，惊症是相火不能下降浮荡冲击的原因。火不能胜水，这是五行生克的常态，胆火能够下降敛藏温暖肾水，所依仗的是胃土温燥制伏阴邪，培植阳气根源使相火蛰藏于肾水，肾水根源不动摇则胆壮而神气静谧。如果中土脾胃湿气泛滥、阳气衰败，则相火不能下降敛藏，阳气根源泄露漂浮无所依靠，寒水凝结在肾，阴气的病邪不受制，所以动惕惊悸而惶惶不可终日。凡是惊悸之症一发生，就是奔豚将要发作的征兆，不可忽视。

茯苓桂枝甘草大枣汤

茯苓1两　桂枝4钱　甘草2钱　大枣15颗

甘澜水四杯，先煎茯苓，煮到剩下两杯水再加入其他药，煎成后剩下大半杯，温服，一天三剂。

甘澜水制法：大盆里放入水，用汤勺扬起千百遍，使水珠散乱于盆底千颗相追逐，就可以取出用来煎药了。

此方治疗大汗之后阳气衰亡，肚脐处悸动，奔豚将要发作的症状。茯苓祛湿，桂枝疏肝，甘草、大枣健脾胃养中土。

桂枝加桂汤

桂枝5钱　芍药3钱　甘草2钱　生姜3钱

大枣4颗

煎大半杯，温服。

此方治疗奔豚刚刚发作，病气从小腹向上冲击心口的症状。

奔豚汤

甘草2钱　半夏4钱　芍药2钱　当归2钱

黄芩2钱　生姜4钱　川芎2钱　生葛5钱

甘李根白皮3钱

煎大半杯，温服。

此方治疗奔豚发作严重，病气向上冲击胸口，头痛、腹痛，往来寒热（忽冷忽热）的症状。

奔豚的发生是相火上逆外泄，肾水下寒不能化生肝木之气造成的。肝木郁而生风，风气冲撞，相火就更是上逆，所以七窍都是热的。少阳经气被阴邪的病气郁迫，所以有往来寒热之症。川芎、当归疏肝郁滋养风木，黄芩、芍药泻胆郁而清相火，奔豚发作后风热在上焦隆盛，治疗应当先清上焦之热。

龙珠膏

川椒5钱　附子5钱　乌头5钱　巴豆3钱（研，去油）

桂枝5钱　茯苓8钱　牡蛎5钱　鳖甲5钱

以上药材用芝麻油、黄丹熬成膏，加入麝香、阿魏，研细，摊在布上，贴到病症郁结成块的位置。（此为传统黑膏药熬制，熬制程序和办法极其复杂，建议找专业熬制的人员代加工，也可以考虑泡制药酒或煮水用毛巾蘸着温敷，也能收到一定的效果。）

奔豚证，已经凝结成坚硬的气块，本来是属于寒证结聚，但是阴邪之病气已经极其旺盛，稍微服用一点附子汤温暖下焦，而寒邪不受制服致奔豚发作，这是病邪太深重而药力太微弱的缘故，并不是附子的错。这种症状，不治则死，治疗应当用温燥脾胃的药物，除去中焦的寒湿，中土温燥阳气回升，阳气能够克制水的侵害，然后用这个膏药贴敷，寒气消除、硬块化开，都随从大便排出，滑白黏液，形状如同凝脂。浊瘀之物排泄出体外，小肚子变得松软，再重用附子暖肾水去寒，病人就可以接受了。

四、瘕疝根源

瘕疝之病，是肝和肾的积聚造成的。肝木生于肾水，水的性情是得到阳气就温和而雪融冰消，遇到寒冷就凝结。肾水温暖则肝木繁荣，寒冷则肝木随之枯槁。肾水寒凉肝木随之郁塞，臃肿而结聚成块，扎根在小腹，盘踞于下阴睾丸处，这个症状就是寒疝。

肾水寒凉就会凝结成块，成为内寒的病症；肝木郁塞就会发作冲撞，形成外热的病症。内寒严重则结块坚牢不能排出，外热则奔突冲撞不能收敛，大小不固定，发作和停止不能预测。病发作时痛不欲生，性命攸关。

　　这个肝和肾的病邪，其实源头在任脉。《素问·骨空论》言："任脉为病，男子内结七疝，女子带下瘕聚。"任脉是统管阴气的脉，少阴、厥阴两条经络的气都源自任脉。肾水中的阳气能够敛藏秘固，则冰消冻释，肾水不会凝结，任脉自然也不会有阴邪之病气。如果肾水中的阳气外泄，则肾水寒而肝木郁塞，阴气随之凝滞，就成了瘕疝、带下一类的疾病了。肾的性情是蛰藏的，肝的性情是疏泄的，肾水旺盛就会得瘕疝之病，肝气旺盛则疏泄太过而成带下一类的病，再没有第二种道理了。任脉为阴，督脉为阳，男子督脉旺盛、女子任脉旺盛是人的正常状态，所以男子得疝气的少，女子得瘕疝、带下病的要多些。

　　治疗应温暖肝肾去寒，疏散肝肾阴气的郁结。温寒散结，瘕疝自然消除。张仲景的大乌头煎和乌头桂枝汤是治疗这个病的良方。

　　肾囊偏坠，有一边下坠的症状，臃肿硬大，常常下坠不能回到正常位置，这是肝木郁陷造成的。肾囊常常上下出入不安稳的是狐疝，是说如同狐狸一样出没无常。

茱萸泽泻乌头桂枝汤

吴茱萸3钱（炮）　泽泻3钱　乌头3钱（炮）　桂枝3钱
芍药3钱　甘草2钱　生姜3钱　大枣4颗
煎大半杯，温服。

张仲景的乌头桂枝汤一方，用乌头汤一杯、桂枝汤半杯，合到一起煎煮，取一杯，分五次服用。服药没有反应的再继续服用，有反应的如同醉酒一样，服药能吐的就是切中了此病。现在加上吴茱萸、泽泻，祛湿驱寒，可以断绝㿉疝之根。

肾囊臃肿偏坠的，可以用这个药方煮汤热洗，或者用药末装进小布袋加热熨帖病处，一天3～5次，直到囊肿消失再停用。

狐疝之病，肾囊偏坠有大小之分，并有时而上、时而下的症状，张仲景用蜘蛛散治疗也是很好的方法。

蜘蛛散

蜘蛛14枚（炒焦）　桂枝5分

研成药末，每次用米汤冲服8分（约2克）的量，一天2次。也可以做成蜜丸服用。

五、积聚根源

所谓积聚之病，就是气血凝瘀不通。血瘀积滞叫作"癥"，气郁积滞叫作"瘕"。《金匮要略》言："妇人宿有癥病，经断未及三月，而得漏下不止，胎动在脐上者，此为癥固之害……所以血不止者，其癥不去故也。"由于瘀血癥聚，不在子宫位置，三个月的胎儿长大，与癥聚之处相互妨碍，癥聚被胎儿碰撞冲突，血流而下，这是癥聚病处之血。《伤寒论》说：阳明病，如果中焦寒凉，不能饮食，小便不利，手和脚出汗，这是瘕病将要发作的症状，大便必然是开始坚硬，后续溏泄。之所以会这样，就是胃里冷而阳气衰败，水和谷不能分别消化的原因。由于寒气凝结，水谷饮食不能消化，所以大便泄利。《难经》把这个症状叫作"大瘕泄"，这就是瘕病在于气郁的原因。

癥瘕之病，多有寒热并发的症状。由于气血积聚，阳气不能向外通达，所以郁塞在体内而发热；阴气不能敛藏在体内，所以从外束缚体表而出现怕冷的症状。肺统管人体之气，肝收藏人体之血，气聚之病多有下焦寒凉症状，血积之病都有上焦发热的症状。这是因为火中的阴气向右下降而化生肺金和肾水，到它化生成水的时候而又内含微弱阳气，有了这点阳气，下焦就不会寒凉，气郁积聚则肺金和肾水不能正常肃降敛藏，阳气不能向下蛰藏所以下焦生寒；肾水中的阳气向左上升而化生肝木和心火，到它化生成火的时候而又含有微弱的阴气，所以上焦不热，血瘀积聚则肝木和心火不能正常生长，阴气断绝了在上焦的根源，所以会发热。

血的性情是温暖的，从左边上升，然后向右被肺金收敛肃降到肾水化为清凉，瘀血积聚在左边的是肝木不温暖的原因，瘀血积聚在右边的是肺金不清凉的原因。气的性情是清凉的，从右边下降到肾水然后再向左上升化生肝木而变得温暖，气郁积聚在右边的是肺金不清凉的原因，气郁积聚在左边的是肝木不温暖的原因。然而追溯它的根源，都在于中土，脾土不能升发则肝木下陷而得血瘀积聚之病，胃土不能下降则肺金上逆而得气郁积聚之病。如果中气运转正常，肝木能升，肺金能降，则积聚不会发生，也不会得癥瘕之病了。

化坚丸

甘草2两　牡丹皮3两　橘皮3两　桃仁3两

杏仁3两　桂枝3两

炼蜜加陈醋做成酸枣大的药丸，米汤冲服3～5丸，一天两次服用。

如果癥瘕之结坚硬难以破开，需要用破坚化癖的药物。内寒的，加巴豆、花椒；内热的，加芒硝、大黄。

积聚之病，病在气血。积聚在身体左边的，是血多而气少，加鳖甲、牡蛎破瘀；积聚在身体右边的，是气多而血少，加厚朴、枳实降逆破郁。总而言之，气离开血就不能运行，血离开气就不能流通，气聚的则血必然有积聚，血聚的则气也必然有郁滞，只不过是偏重于气或者偏重于血的区别。病在内、在脏腑的可以用药丸内服治愈，病在外、在经络的可以用膏药外敷治愈。

化坚膏

当归尾4钱　鳖甲8钱　巴豆4钱（研）　黄连4钱

三棱4钱　莪术4钱　穿山甲1两3钱　筋余1钱

以上八味药，用芝麻油1斤、净丹8两，熬制成膏。

硼砂4两　硇砂4钱　阿魏6钱（炒、研）　麝香2钱

人参4钱　三七4钱　山羊血4钱　肉桂4钱

以上八味药研细加入熬好的药膏里面，用火烧化并搅拌均匀，稍微冷却后倒入水盆浸泡两三天去火毒后用陶罐收藏，用时摊在狗皮上。用皮硝水热洗皮肤洗透擦干，再用生姜切片擦数十次，然后贴上膏药。穿山甲是国家级保护动物，现在基本不用，可根据实际情况，用其他药物代替。

一切癖块积聚，症状轻的一贴就好，症状重的两贴全部消除。贴上后积块渐渐变小，直至消除，则膏药随之就掉了下来，如果没有完全消除则膏药不会掉。

忌口一切发物，唯有猪、狗、鸭、有鳞河鱼、菘、韭菜、米、面不忌。其余海味、鸡、羊、黄瓜，凡是有宿根之物都要忌食。像无鳞鱼、天鹅肉、母猪、荞麦、马齿苋，则终身忌口，否则病根立马发作，如果是癖块重新发作，则不可救。

六、蛔虫根源

蛔虫病，是厥阴肝木之病。木气郁滞生蠹，肝气郁塞生虫。肾水化生肝木，肝木化生心火，脾土上升则肝木才能上升而化生心火，这是水生成火的途径，肾水上升化为清阳，所以火在上焦不会过热；胃土下降，胆火随之下降，胆火下降到肾水，敛藏化为浊阴，所以肾水不会寒凉。肝气上升、胆火下降，火清而水暖，木气温暖而畅通，所以蠹蛔之类的虫病不会发生，这是脾胃中土正常运转、肝胆木气繁荣通达的缘故。如果中土湿气泛滥，脾阳下陷，不能使肝木繁荣通达，寒热水火不能互济，则温气郁滞，肾水、肝木的生机盘塞不能通达，导致气机腐蠹朽烂，蛔虫之病就会发生了。

凡是物件湿而又受热，被覆盖不能蒸发，则湿热郁蒸就会生虫，单纯的热和寒都不是虫生存之地。所以虫不会生长在寒冰、热火之中，而唯独生长在湿木，是因为木能得到五行的温暖之气。温暖之气郁滞在脾胃中土，下焦寒、上焦热，所以张仲景乌梅丸的方子，黄连、黄柏、干姜、附子并用，是同时清上焦之热并暖下焦之寒的治法。如果中下焦的寒不除而只是杀蛔虫，那么会出现中土衰败、肝木干枯，则蛔虫会越杀越多。这个病应当温燥肾水和脾土，使肝木通畅发达，则蛔虫才能被杀干净，医书上杀虫的方法百试不能奏效就是因为不懂这个道理。

乌苓丸

乌梅100枚（米蒸，捣制成膏）　人参2两

桂枝2两　干姜2两

附子2两　川椒2两（去目，炒）　当归2两　茯苓3两

乌梅捣制成膏，其他药炼蜜与乌梅膏一起制成丸，每丸制成比黄豆略小的规格，古代常用"梧子大"来约定药丸大小。每天服两次，每次30丸。

如果虫的积聚过于繁盛，可以加大黄2两、巴豆霜2

钱，把虫清除干净为止。

蛔虫的化生原因是脾土湿、肝木郁塞，治疗方法应当以温燥中土、疏通肝木为主。线白虫病是肝木下陷到大肠的原因，木气郁塞不能通达升发而生虫病，所以肛门发痒。而肝木下陷的根源，总的原因是土湿。另外应当在温燥中土、疏通肝气的基础上，重用橘皮、杏仁泻出大肠的郁滞之气，用升麻辅助，提升手阳明经下陷的阳气。

七、便坚根源

大便坚硬是手足阳明之病。手阳明大肠经是燥金主令，足阳明胃经顺从燥金化气，所以手足阳明经的气都是燥的。然而手阳明大肠经是燥金，足阳明胃经之气顺从燥金而化燥；足太阴脾经是湿土主令，肺金顺从脾土而化生湿气。脾土湿，就能使胃土变湿，却不能改变庚金大肠的燥；金气燥，能使肺金变成燥，却不能改变脾土的湿。所以伤寒阳明的大便干结难下的病是肠胃的燥造成的，反胃噎膈之大便干结难下的病是胃湿而肠燥造成的；伤寒阳明的大便干结是肠胃的热燥，反胃噎膈的大便干结是胃寒湿而肠寒燥。

阳气主管开，阴气主管合。阳气旺盛则隧窍开通而大便坚硬，阴气旺盛则隧窍闭塞而大便秘结。凡是大便如同羊粪一样的，都是阴气过盛导致大肠干结造成的，并不是火气旺盛的缘故。肾主管大小便，而传送排出的功能却在大肠，疏泄的主管则是肝木。如果阴气旺盛脾土过湿，肝木就会郁塞下陷，传送大便的通道随之堵塞，疏泄的命令也不能传达。大肠是燥金之腑，闭涩不能开通，所以大便糟粕变得零星而下且不能成形，病的时间长了就成丸状，大便成丸状颜色黑而不是正常黄色是水气旺盛而中土衰败的缘故。张仲景把这种症状叫作"脾约"，脾约的意思就是阳气衰败、湿气泛滥，脾气郁结不能消化饮食，不能使渣滓顺利下到大肠。此时如果错误地使用寒凉清润的药物，则会更加败坏脾的阳气，便病情加重。

阿胶麻仁汤

生地黄3钱　当归3钱　阿胶3钱（研）　麻子仁3钱（研）

生地黄、当归、麻子仁煎成一杯，加入阿胶烊化，温服。此方治疗阳气旺盛、脾胃中土干燥造成的大便坚硬的症状。如果大便干结严重，可以再加白蜜半杯，胃热就加芒硝和大黄，精液枯槁就加天冬和龟板。

肉苁蓉汤

肉苁蓉3钱　麻子仁3钱　茯苓3钱　半夏3钱

甘草2钱　桂枝3钱

煎一杯，温服。此方治疗阳气衰败、脾土过湿造成的大便如羊粪的症状。

凡是内伤杂病，大便如同羊粪，结涩难以排出，甚至半个月排一次大便的症状，虽然是肝和大肠的燥造成的，然而根源却是脾土湿。由于脾不能消磨食物，食物精华堵塞郁滞化生成痰涎，肝和肠失去滋润，郁陷生风燥导致大便干结堵塞。治疗的办法应当用肉苁蓉滋润肝和肠以滑大便，一切芒硝、大黄、当归、地黄、阿胶、龟板、天冬之类的药物，寒胃滑肠，切不可用。

八、泄利根源

泄利之病，是肝脾下陷导致的。食物进入胃，脾的阳气消磨食物，精华滋养五脏化生气血，糟粕传输到大肠形成大便排出。水进入胃，脾的阳气使它蒸发化成雾气向上进入肺，肺气下降飘洒化为水滋养身体，循环利用后向下注入膀胱变成小便排出。循环利用后的水进入膀胱而不会进入大肠，则食物残渣能经过大肠化为大便正常排出，而不会发生滑泄之病。水的消化比食物的消化要难一些，如果阳气衰败、脾土湿气旺盛，脾的阳气下陷衰败，就不能蒸发消化饮入胃里的水，这时候水就混合着食物残渣进入大肠，从而生成了泄利的病。

食物残渣进入大肠，水利用后注入膀胱，而疏泄的权力在肝。发生泄利之病，水进入大肠和小肠而不能进入膀胱，则肝的疏泄命令就不是行使于膀胱而是行使于大肠，所以大肠就会外泄而不能敛藏食物残渣。肝木生于肾水而长于脾土，肾水寒则肝木生机不旺，脾土湿而郁陷又遏制了肝木的生发之机，生长的意愿不能顺遂，肝木怒而生风，就越是要疏泄。此时膀胱空虚没有可以排泄的东西，大肠内食物和水积聚盈满，所以肝木疏泄而生成泄利之病。这是由于肝木之气被抑遏不能生发，郁塞到极点就开始发作，却又被湿气泛滥的脾土所限制不能上升，就只能向下发作，导致饮食和水倾泻而下，形成泄利之病。肝气发作的过于激烈，就会冲撞脏腑而生成疼痛症状。肝气奔冲被脾土限制不能向上通达升发，就会盘郁塞结生出胀满的症状。这一切的根源，都是脾土湿、脾阳衰败而肝木成为祸害所造成的。

苓蔻人参汤

人参2钱　甘草2钱　白术3钱　干姜3钱

茯苓3钱　肉豆蔻1钱（煨，研）　桂枝2钱

如果大便寒滑不收，小便热涩不利，就加赤石脂固大肠、收大便以止泄，加粳米疏通小便。

泄利的病，原因是肠胃寒滑，治法以张仲景理中的方法培养中土阳气为主，加茯苓祛脾湿、肉豆蔻敛肠、桂枝疏理肝气，泄利自然止住。如果滑泄不能止住，则用桃花汤，干姜温中祛湿寒，赤石脂稳固大肠止滑脱，粳米补益中气疏通小便。

泄利是脾肾湿寒造成的，应该用温燥的治法，但是或许会有肝郁生热的症状出现，此时用温燥的药会加重泄利。肝木虽是风热，而脾土却是湿寒，应当用清润之药疏肝息风，同时用温燥之药健脾祛湿。张仲景的乌梅丸中黄

连、黄柏、花椒、干姜、桂枝、附子并用，治蛔厥的同时兼治长期下利之病。

《伤寒论》曰："太阳与少阳合病，自下利者，与黄芩汤，若呕者，与黄芩半夏生姜汤。"胆木随相火化气，胃不降则胆也不能下降，胃胆郁迫并向上逆行，则呕吐与下利并发、相火向上逆行而生燥热，这正是"黄芩汤"的症状。

《伤寒论》曰："厥阴之为病，消渴、气上冲心、心中疼热，饥而不欲食，食则吐蛔，下之利不止。"肝郁而生风热损伤津液，所以出现消渴症状；肝郁生风，风动冲撞，所以心中疼热；用泄下的药损伤脾的阳气，肝木更加郁塞，越是郁塞越是冲撞疏泄，脾土被侵害，所以泄利不停。以上这些是"乌梅丸"的症状。因为少阳胆病造成的泄利，只有上热，所以只用黄芩、芍药清胆火就行；厥阴肝病造成的泄利，上热的同时兼有下焦寒凉的症状，所以用黄连、黄柏清上焦之热，同时用干姜、附子去除下焦的湿寒。虽然是伤寒之病，但是杂病里面也经常发生。杂病湿寒的多，燥热的少，不能用《伤寒论》里面治泄利的方法来治疗杂病的泄利。

泄利的病人，肝脾阳气下陷，则肺和胃之气必然向上逆行。肺胃不能肃降则胆火随之向上逆行，大多会有上焦生热的症状。泄利时间长了不能停止，相火上逆生热，往往会导致喉舌生疮，疮好了泄利就发作，泄利停止了疮又发作。口疮之病是胆和胃上逆太严重造成的，泄利之病是肝脾下陷太严重造成的，两者相互影响又相互为害，所以治疗的方法应当温燥肾水和脾胃，祛除湿寒，泄利愈则口疮随之而愈。若见口疮症状，只知清除上焦之热而滥用苦寒的药物，则脾的阳气更加败坏，泄利加重而上焦之热也随之加重了。

九、痢疾根源

痢疾，是大肠和肝气下陷造成的。金主管气，木主管血，肺金生于胃土，肝木生于肾水，肾水温暖、脾胃中土干燥则肺金和大肠气机调和，肝木繁荣而血液通畅。如果肾水寒而脾土湿，大肠和肝木之气就不能升发通达，则一起下陷。

魄门，大便排出之处，归肾主管，是阳明燥金之腑。大肠燥金的性情是收敛的，而肝木的性情是疏泄的。大便排出不至于失控遗矢，是大肠收敛的缘故。而大便敛藏不至于闭塞郁结，则是肝木疏泄的作用。脾土和阳气下陷，大肠就更加郁塞，越是郁塞越要收敛，就出现气滞而大便不通的症状；脾湿则肝郁，肝气越是郁塞越要疏泄，就会导致血脱、大小便带血，使血不能敛藏而外泄。

肝气疏泄，大肠又强行收敛，大便通道随之梗阻，所以大便频繁又不能通畅。大肠凝涩收敛，而肝木强行疏泄，郁滞堵塞之气纠缠不通，被逼迫而排出，于是血液脂膏被剥蚀摧伤，所以肠胃疼痛不堪、脓血排泄不止。时间长了以后，膏血伤残、脏腑溃败，则病人绝命而死。

痢疾的根本原因是湿寒，而湿热是标在表。病在少阴肾则始终是寒，病在厥阴肝则会郁塞而生热。所以张仲景治少阴肾下泄脓血的症状用桃花汤，而治疗厥阴肝造成的里急后重则用白头翁汤。肾水发病则为寒证，肝木发病则会生热，而寒热的根源都归于脾湿。脾土湿则被肾水所侮，郁塞而生寒证，脾土湿则又会导致肝郁不能升，肝气郁塞而克脾土就会生湿热之症。

桂枝苁蓉汤

甘草2钱　桂枝3钱　芍药3钱　牡丹皮3钱

茯苓3钱　泽泻3钱　橘皮3钱　肉苁蓉3钱

煎大半杯，温服。

如果湿寒重加干姜，湿热加黄芩，肛门后重加升麻。

痢疾是肝脾湿陷、脂血郁腐造成的，治疗时应在疏肝祛湿的同时用肉苁蓉滋肝滑肠，使瘀腐排出为好。如果大便结涩难以排出就需要重用肉苁蓉荡涤陈宿之物，使瘀滞疏通而泄利停止，然后再调和肝脾。脾肾湿寒的则应当使用桃花汤，温燥脾土。肝郁生热的要用白头翁汤，凉泻肝脾，湿热自然应药而愈。

十、淋沥根源

淋沥之病，是肝木下陷于膀胱造成的。膀胱是太阳寒水之腑，相火随着胆胃下降，入络膀胱而制约下焦，膀胱里相火太实、过于旺盛就会造成闭癃，反之相火在膀胱虚弱衰败则会造成遗尿。相火在下焦，遇到肾水就能行使敛藏的功能，遇到肝木就疏泄。肾水能够敛藏，所以小便排出而不会得遗溺之病；肝木行使疏泄功能，所以小便得到敛藏就不会得闭癃郁塞之病，这是小便能够调和通畅的道理所在。

肾水能够行使敛藏功能，全靠胃土能够下降，胃土下降则气能够聚敛；肝木能够行使疏泄功能，全靠脾土能升，脾土上升则气能够通达。胃气上逆则肾水不能敛藏，就会得遗溺之病；脾阳下陷则肝木不能疏泄，就会得闭癃之病。淋沥之病，该敛藏的不能够敛藏，既得遗溺之病，该疏泄的不能疏泄，又会苦于小便闭癃不通。

肾水想要敛藏而肝木又要疏泄，所以小便频繁不能收；肝木想要疏泄而肾水又要敛藏，所以小便梗涩不利。肝木想要疏泄却不能够疏泄则小便不通，肾水想要敛藏而不能敛藏则精血不能秘固导致外泄。肝气不能舒展升发则郁而生热，所以小便会结涩不利；肾气不能敛藏则肾水中的阳气根源外泄而生寒，所以精血会外泄流失。

而这里寒热症状的根源，都是脾湿的原因。脾阳因湿而下陷则肝木郁塞，疏泄的功能不能行使，于是淋沥和痢疾之病一起发作。淋沥和痢疾的发作，都是肝木下陷造成的，肝木下陷于前（水腑膀胱）就会得淋沥之病，下陷于后（大肠谷道之腑）则会得痢疾之病。它的治疗方法，总要以温燥脾土、疏理肝气为主，脾温暖干燥、肝气舒展通达，则疏泄的功能就恢复正常了。

桂枝苓泽汤

茯苓3钱　泽泻3钱　生甘草3钱　桂枝3钱　芍药3钱

煎大半杯，热服。肝气燥、口渴症状，加阿胶。

脾是湿土，脾病就会湿；肝是风木，肝病就会燥。淋沥病是脾土湿而阳气下陷，肝木随之郁遏，疏泄的功能不能正常行使导致的。肝木郁塞则生风，风动而损耗津液，必然出现消渴症状。病人脾土全是湿邪，肝木则是风燥。肝藏血，肝风肆虐损耗血液，这是燥的根源。茯苓、泽泻、甘草培养中土脾胃而泻湿，桂枝、芍药疏理肝气而清风，这是必然的治法。脾土越湿，肝木就越燥，如果风木枯燥之至，芍药不能清润肝气而息风，就必须使用阿胶。张仲景的猪苓汤善于通畅小便，既有茯苓、猪苓、泽泻、滑石利水而泻湿，又有阿胶清肝风、润肝燥。

肝木的性情是善于疏泄，肾水的性情是善于敛藏。肾水中的阳气升发，生成肝木温暖之气，肝气发达通畅则疏泄的功能就能够行使，这时小便自然清利通畅而相火秘固不会外泄。脾土湿陷，肝木郁遏，疏泄功能不能顺遂，肝木越是郁遏就越要疏泄，则相火不能秘固而膀胱热涩。膀胱热涩，是肝胆双双下陷于膀胱造成的。足少阳胆随从相火化气，与手少阳三焦一起温暖肾水。手少阳三焦的相火向外泄露就会下陷到膀胱而得淋沥之病，足少阳胆的相火外泄则会向上逆行到胸膈而得消渴之病，其根本原因都是肝木郁塞。膀胱热涩严重的，加栀子、黄柏以清三焦的郁陷，郁陷清则膀胱自然就清凉了。

肾中的阳气化生成肝木，肝木升发化生心火。肝木郁塞则阳气下陷，与沦陷在膀胱的相火汇合，所以下焦生热。然而热在肝和膀胱，而脾则是湿气旺盛，肾水则是寒凉的症状。寒水侮土，脾不仅湿，还会得寒病。肝和膀胱的热不能不清理，而脾土的湿寒则要用温燥之药，所以用干姜温燥脾土。如果过度清理肝热而败坏了脾的阳气，脾湿则肝气不能升发，肝木就会郁塞下陷加重，膀胱热涩的病就永远也治不好了。此时只有温肾的药不能早用，否则会加重膀胱的热，待到膀胱的热退后再用附子温暖肾水，用以补养肾水中的阳气，才能继续化生肝木。

肾藏精，肝藏血，肝木疏泄，肾水不能蛰藏，则精血外泄而流失。病人精液外溢流失，应当用山药、山茱萸来收敛，若血块如注外泄，应当用牡丹皮、桃仁疏通瘀血。淋病病人有排出砂石或白色黏稠物的，砂石是膀胱热涩闭癃、小便煎熬所凝结的东西，膀胱如同人身的海洋，砂石就如同海里结的盐。而排出的白色黏稠物则是脾肺湿邪淫蒸所产生的，湿气泛滥津液凝滞，就会生成痰涎，在脾在肺都会造成危害，最后传入膀胱，膀胱湿气泛滥而又排泄不通，湿气郁结化生成带状浑浊之物。白色之物粘连成块排出，就是带状浑浊物凝聚而成的，与脾肺生痰道理相同。淋沥病，下焦排出白色黏稠之物，上焦必然多痰。祛湿应当重用茯苓、泽泻，如果痰多，就用仲景小半夏加茯苓、橘皮以泻除痰湿。

女子白带浑浊、经血崩漏，和男子白浊、淋血外泄是一个道理，都是脾湿肝郁造成的。内伤百病大多是脾湿造成的，往往同时发作淋涩之病，而鼓胀、噎膈、消渴、黄疸一类的病淋涩更重。这都是阳气衰弱、脾胃中土衰败，肺、大肠、肝、胆郁滞等造成的。温燥脾胃中土，辅助清肺和大肠，以及疏利肝胆的药物，淋涩自然能够通畅。若见病人下焦热，就用大黄治疗，则更加败坏脾脏的阳气，这是错误的治法。淋沥之病下焦热，只有栀子、黄柏的症状，并没有大黄、芒硝的症状，此热不在脾胃。

一切白带浊物、崩漏、鼓胀、黄疸，凡是小便淋涩的，都可以用热熏疗法来治疗。用土茯苓、茵陈蒿、栀子、泽泻、桂枝研成药粉做成布包，加热熨烫小腹，外面用手炉烘烤，热气透彻，小便就会疏通，实是最妙之法。

卷七·杂病解（下）

　　本卷内容略显庞杂。"中风"篇所讲，今日之常见多发病也，若明其理，能及时预防治疗，何须偏瘫？若病后及时调治，亦可解除后遗症之痛苦也，左为血，右为气，视其症状表现辨证论治，可得无虞也；"历节"者，风湿病也，其理昭彰，其病亦可治也，一应脚气、痛风，辨证论治可也；"痉病"者，外感而诱发里气之原有偏者也；"湿病""黄疸"，水湿之淫溢也，而湿乃百病之源，有病当先治其湿也；"暍病"是中暑之义，"霍乱"乃饮寒食冷而外感风寒，"痎疟"为寒邪侵袭而郁少阳卫气，"伤风""齁喘"者，中气虚而外感风寒……医理显明，病则易治矣。

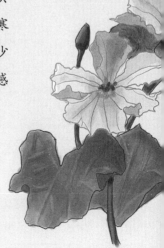

一、中风根源

中风之病，是脾胃中土湿气泛滥、四肢失去气血滋养，而又外感风邪造成的。四肢是各条阳经的根本，卫气和营血起始或终点的地方，然而追究卫气、营血的本源，却是禀受脾胃之气化生而成。脾土向左旋转升发，肾水上升而化生为血；胃土右转肃降，相火下降而化生为气。肝藏血，肺藏气，气血运行于经络，在经络外的叫作卫气，在经络内的叫作营血，所谓"卫行脉外，营行脉中"就是这个意思。人，四肢轻健而柔和的，是卫气和营血的滋养使筋脉繁荣滋润的缘故。

阳气虚亏，中气不能到达四肢末梢，四肢的经络气血凝涩不能畅通，卫气梗涩郁阻，就会出现手脚麻木的症状，麻木之症，是肺气郁滞的缘故。肺主皮毛，管卫气，卫气郁遏不能滋养皮毛，所以皮肤会枯槁而不润泽。人体的筋，由肝主管而汇聚在关节处，脾湿肝郁，肝郁而生风，风动而血液损耗，于是筋脉结涩不柔韧、肢节干枯僵硬。一旦七情郁伤、八风感袭（内外感伤之意），外邪束闭皮毛使内邪感伤郁塞经络和脏腑，经络燥气旺盛的，就会筋脉挛急、肢节蜷缩，弯曲不能伸展、麻木而不灵敏。脏腑湿气泛滥的，就会化生成腐败浑浊之物而堵塞清阳之循环通道，出现神志不清、癫狂迷乱一类的症状。人身的气越是郁塞就会越旺盛，皮毛被感伤而毛孔不能正常打开，筋脉关节的燥邪郁阻不能散发，所以变成瘫痪；心肺的湿气郁阻不能疏通，所以变成痴喑。

脏腑是肢节的根本，肢节是脏腑的枝叶。根部如果出现问题，枝叶自然衰败，所以说中风病并非都是肝郁所生的风邪造成的。风为百病之长，变化多端没有固定的状态，常以病人的本气盛衰而导致病情变化，然而风并没有变，还是肝郁所生的风邪。风邪时刻在飘扬冲击，而病是时而才发作，风是相同的风，病人的状况却各有不同。这个风与外感风邪的风原本没有差异，性质是相同的，若错误的分为东、西、南、北风，区分成真、假、是、非的说法，则贻误时机，耽误病情，实在让人伤心感叹！

桂枝乌苓汤

桂枝3钱　芍药3钱　甘草2钱　何首乌3钱

茯苓3钱　砂仁1钱

煎大半杯，温服。此方治疗左半身偏枯、偏瘫。中下焦寒凉的，加干姜、附子。

黄芪姜苓汤

黄芪3钱　人参3钱　甘草2钱　茯苓1钱

半夏3钱　生姜3钱

煎大半杯，温服。此方治疗右半边偏枯、偏瘫。中下焦寒凉的加干姜和附子，病重的黄芪和生姜可以用到2两。

中风之证，是脾土湿造成的，脾土湿是因为肾水寒。

寒水欺凌中土，中气衰败不能使气血运行到四肢，一有七情内伤或外在的风邪侵袭，内忧外患之下就会得中风之病。

肝藏血向左升发，肺藏气向右肃降，气虚的病在身体右侧，血虚的病在身体左侧，病人随之出现筋脉枯槁之病，所以叫作偏枯。左半边的偏枯，应该是病在足大趾，这是因为足厥阴肝经的起点在足大趾，如果手大指也得了拳曲之病，则是血里面的气滞的原因。右半边的偏枯，病应该在手大指，这是因为手大指是手太阴肺经的终点，如果足大趾也得了拳曲之病，则是气里面的血枯的原因。左右偏枯，足大趾没有不病的，这是因为足太阴脾经运行到足大趾的缘故，太阴脾土的湿是左右偏枯的根本原因。

脾土湿则肾水寒凉，其中也会有湿郁而生热的症状出现，然而热在上不在下，热在肝胆不在脾肾，而且肝胆的燥热没有脾肾湿寒的多，总的原则应当温燥肾水和脾土，以疏通肝木的郁塞。邪风侵袭体表使肝木郁塞，木郁而生风气，风气动耗伤津血，所以会得挛缩的病。肝木之气通畅发达，津血恢复到健康状态而筋脉柔韧，则挛缩自然能够伸展了。病人血枯筋燥，未尝不适宜何首乌、阿胶一类的润燥之药，但是要适可而止，过度使用则会加重湿气而败坏脾脏的阳气。

中风肢节挛缩的病症，熨法治疗最妙。右半边偏枯的，用黄芪、茯苓、生姜、附子；左半边偏枯的，用何首乌、茯苓、桂枝、附子。将药材打成粉末用布包裹，加热熨烫患病关节部位。药气透彻，则寒湿消散，筋脉恢复柔和，拳曲的症状自然就消失了。药包绑缚在病患处，外面用火炉烘烤加温，三四次后药的气味减轻，就换新药。久用之后经络温畅，发出臭汗一身，气息难闻，胶黏如饴，这时肢体就松活柔软、屈伸自如了。

病人神智迷乱不清的症状，是胃土上逆造成的；舌头僵硬不能说话的，是脾土下陷造成的。由于胃土上逆，化生痰涎堵塞心窍，所以病人昏聩不省人事；脾土下陷，筋脉紧急，牵引舌头的根本，使舌头短缩不能舒展，所以蹇涩不能说话。这些症状的根本原因都是脾湿。《金匮要略》中所说"邪入于腑即不识人，邪入于脏舌即难言"的症状，是说风邪侵袭体表而郁滞了脏腑之气，不是风邪侵入脏腑。使用羌活、独活、秦艽、防风等驱风的办法，都是庸医妄为，切不可用。唯有经络脏腑病症轻的，只是鼻口偏斜的症状，可以用解表之法治疗，用茯苓、桂枝、甘草、生姜、浮萍，发出些微汗，偏斜就可以治愈了。

病人大便干结、干燥的，是由于风动耗伤津血造成的，而风动的根源则是脾土湿、肝木郁塞。治疗方法应当用阿胶、肉苁蓉清肝风、润肝燥，润滑大肠。大便干结严重的重用肉苁蓉滋养脏腑的枯燥。龟板、地黄、天冬一类的药，加重湿气损伤阳气，不能使用，如果中气衰败，则大事去矣无药可救了。若大量使用大黄则害人。

病人痰涎如胶状滞塞心窍，神志不清的，用葶苈散祛痰，胶痰被清理出去后心窍自然清畅。

葶苈散

葶苈3钱　　白芥子3钱　　甘遂1钱

上三味药研成药粉，每次服用5分，宿痰就会随着大小便排出。

二、历节根源

历节是风寒湿的病邪伤在筋骨的病症。膝盖和脚踝是人体水分的溪壑、诸筋的汇聚之处，寒凉的话就凝冱在溪谷之中，湿的话就淫溢在关节之内，所以历节病就发作了。

足太阴脾经、足少阴肾经、足厥阴肝经起点在脚上，走内侧沿脚踝和膝盖向上走到胸中。而肝肾气机的上升全在脾土，脾湿不能上升则肝肾下陷，于是肾水生寒，肝木生风，人就病了。脾主肉，肾主骨，肝主筋，湿邪伤肉、寒邪伤骨、风邪伤筋。筋骨疼痛而肌肉臃肿的情况，是风、寒、湿之病邪一起伤于足三阴之经的症状表现。

历节病生成的原因在于体内的主气（各脏腑经络所主管之气），而发作的原因则是体表感染的外部病邪。汗孔张开，受冷风或冷水侵袭，水湿寒气传导至体内，风寒从体表束闭，经络之热气在体内郁塞而发作，筋骨疼痛的就如同折断一样。虽然这是外邪的侵凌造成的，实际却是内在的病邪所感召而来，时间长了臃肿拳曲、跛蹇疲癃，这也是中风一类的病症，而伤在脚，是由于清轻的邪气在上而浊重的邪气在下的缘故，风湿寒之病邪为阴浊之气，所以伤在膝盖和脚踝。包括膝风、脚气，症状表现虽不一样，但是它们的根源却是相同的。凡是腿上的病，虽然会有肝木郁塞而生下热的情况，然而热在经络不在骨髓，病人骨髓之中则是湿寒，必然没有骨髓里面湿热的道理。《金匮要略》义经而法良，当思味而会其神妙也。

桂枝芍药知母汤

桂枝4钱　芍药3钱　甘草2钱　白术2钱

附子2钱　知母3钱　防风3钱　麻黄2钱　生姜5钱

煎大半杯，温服。

历节风证，见肢节疼痛，足肿头晕，气短呕吐，身体羸弱发热，黄汗沾衣，汗的颜色如同柏树流出的汁液。这是由于饮酒后身上出汗，而又迎着风口贪图凉快，酒气在经络被凉风束闭，湿邪泛滥而使筋骨受伤。湿气旺盛、脾土郁滞，汗顺从脾土化气，所以色黄。病人经络之内是湿热，而在骨髓则是湿寒。治疗时应当用白术、甘草培养中土脾胃，麻黄、桂枝疏通经络，知母、芍药泻热清风，防风、附子祛湿驱寒。湿热和湿寒内外消除，肿痛自然平息。如果病情严重，不能尽快见效，就再加黄芪通经络，加乌头祛湿寒，就没有治不好的。一切膝风、脚气等症状，不外这个治疗方法。

乌头用法：炮制，去掉皮脐、切片、焙干、蜜煎，取其汤汁入药服用。

三、痉病根源

痉病，是失汗过多损伤津血而外感风寒造成的。足太阳膀胱经从头走向脚，经过颈部、后背。病人发汗太多损耗津血，筋脉失去了滋养又外受风寒侵袭，筋脉随之挛缩，所以颈部强急、头摇口噤、脊背强直不能向前弯曲的症状就发生了。《素问·诊要经终论》曰："太阳之脉，其终也，戴眼、反折、瘛疭。"这说的就是痉病的症状，是脊背的筋脉枯硬紧急造成的。

太阳经以寒水主令，却是从小肠丙火化气而来。阴阳转换的道理是互为其根，清轻的阳气向左旋，肾水上升而化生为心火，浊重的阴气右转则小肠的丙火下降而化生成膀胱的寒水。失汗过多损耗津血，阴虚而燥气浮动，则小肠丙火不能化生寒水而是向上逆行生热，所以病人就出现头身发热和面目、眼睛红赤的症状，而膀胱的寒水没有了化生的源头因而出现小便不利。背部是胸之府，肺位于胸部，这里是膀胱壬水的化生源头，肺气能够清降，氤氲融洽，将脾胃蒸腾起来的水分从太阳膀胱经注入膀胱，则胸膈清空不会滞塞，如果太阳经不能下降，则肺气郁滞壅阻而浊气就会向上冲击胸膈。太阳经同时统管卫气和营血的运行，风寒伤人之后卫气和营血马上分别。病人发热有汗不怕冷的，叫作柔痉，这是风伤卫气的症状；病人发热不出汗反而怕冷的，叫作刚痉，这是寒伤营血的症状。

　　痉病在亡汗失血之后而得，固然是风燥造成的，而汗和血外泄亡失，温暖的阳气外泄脱失，其实已经是阳虚的症状了。这时候滋润寒凉的药物不可轻易使用。

瓜蒌桂枝汤

瓜蒌根4钱　桂枝3钱　芍药3钱　甘草2钱

生姜3钱　大枣4颗

　　瓜蒌桂枝汤治疗风伤卫气、发热有汗的症状。煮大半杯，趁热内服，服药后加衣被覆盖身体发汗，微微汗出就可以了。

葛根汤

葛根4钱　麻黄3钱（先煎，去沫）　桂枝2钱　芍药2钱

甘草2钱　生姜3钱　大枣4颗

　　葛根汤治疗寒伤营血、发热无汗的症状。煮大半杯，趁热内服，服药后加衣被覆盖身体发汗，微汗就可以了。

　　痉病是太阳经病（小肠和膀胱），也有发生在阳明经的（大肠和胃）。如果病人是胸闷郁满、口不能言、卧不着席、脚挛齿龄的症状，这是胃土燥热、筋脉枯焦的缘故，应当重用清凉滋润一类的药物，不可拘泥于太阳经的治疗方法。病重的可以用大承气汤，泻去胃热就可以治愈了。

四、湿病根源

湿病，是太阴脾的湿气泛滥而又被风寒侵袭引起的。太阴脾是湿土主令，肺的辛金之气化湿；阳明大肠是燥金主令，胃的戊土之气化燥。燥和湿相互制约，燥湿平衡，所以不会得病。人的身体衰弱是从湿气渐长而燥气渐消开始的，到病症发作的时候，湿气盛导致发病的十个里面不止九个，燥气盛导致发病的十个里面不一定有一个。阴气容易盛而阳气容易衰败，阳气旺盛则身体强健，阴气旺盛则身体就会病，这是不变的道理。

膀胱是津液汇聚之腑，气能化则水分就能够排出，肺气化水向下渗入膀胱所以小便清长通畅。如果脾土湿则肺气埋郁不能化水，膀胱闭癃则湿气泛滥而遍布全身。湿是隐形的病邪，它的性情是亲下的，虽然遍布周身无处不到，但还是膝踝关节之处承受的较多。一遇到风寒感冒，皮毛从外束闭，浑身的经络之气壅滞不能运行，则会出现疼痛烦热而皮肤熏黄的症状。湿邪侵袭上焦则疼痛发生在头目，湿邪侵袭下部则疼痛发生在膝踝，湿邪侵袭肝肾则疼痛发生在腰腹，湿邪遍布全身则周身上下内外无处不疼，而关窍骨节的疼痛会更为剧烈一些。

湿病，火气盛的会郁蒸而形成湿热，水气盛的会淫溢而形成湿寒，而其根本原因都是阳气虚弱。治疗的办法应当疏通膀胱，外开汗孔，用表里双泻的办法去除湿气。

茵陈五苓散

白术　桂枝　茯苓　猪苓　泽泻

上述五味药各等分做成粉末，各取5钱，再取茵陈蒿末1两搅和均匀，一天服用三次，每次空腹同米汤调和一汤匙服用。服后多饮热汤发汗。

患湿病的人下午三点到五点浑身烦疼，这是湿邪旺盛的表现。如果是发热而又怕冷，是体表病邪闭固的原因，应当加紫苏、青萍发汗。

元滑苓甘散

元明粉　滑石　茯苓　甘草

上述四味药取相等的分量，打成药粉，用大麦汁调和，每次服用一汤匙，一天三次，湿气就会随大小便排出，大便黑、小便黄是湿病的表现。

湿气旺盛脾气郁滞，肺气壅阻而生上热、小便色黄梗涩不利的症状，治疗的办法应当清肺金、利小便、除湿热。如果湿邪在腹部，肺气壅滞导致头痛鼻塞、声音重浊、神气烦郁，应当在发汗利小便的方法中加橘皮、杏仁，用以疏导宣泻肺气。

苓甘栀子茵陈汤

茵陈蒿3钱　栀子2钱　生甘草2钱　茯苓3钱

煎大半杯，趁热内服。

苓柑栀子茵陈汤治小便黄而涩、小腹胀满的症状，服药后小便会疏通而畅利，小便的形态如同皂角汁、颜色深红，一夜小腹减小，表明湿气就已经随小便排出了。

湿病腹部胀满、小便黄涩，是肝木郁而生下焦之热的缘故，治疗的方法应当是利小便、泻湿，再加栀子清膀胱之热。如果湿热在脾，应当加大黄、芒硝去除湿热。如果湿热只在肝，而脾肾寒湿，应当加干姜、附子。如果膀胱没有热，那么只需要猪苓汤利小便就可以了。

五、黄疸根源

（一）黄疸

黄疸之病，是脾土湿而又外感风邪造成的。太阴脾是湿土主令，阳明胃的燥气也常常化成太阴脾的湿。如果皮表毛孔通畅，湿气泛滥淫蒸还能向外泻出，一旦外受风邪的侵袭，卫气从体表闭合，淫蒸的湿气不能向外疏散，脾土埋郁遏制肝木，肝脾双双下陷不能升发，饮食不能消化，谷气瘀浊而化成热，瘀热进入膀胱使小便闭塞不能通畅，下边没有了外泄的通道，湿气淫溢遍布周身，于是就成了黄疸的病症。

黄疸因脾湿而生，却是因肝木郁塞而成。肝木的邪气传到脾土，则出现黄色症状。或是伤于饮食不节，或是伤于酒色无度，而根本原因是阳气衰败、中土湿气泛滥。湿邪在上焦的，阳气郁滞而形成湿热；湿邪在下焦的，阴气郁滞而形成湿寒。肝木陷在下焦，而阳气遏滞在阴气的地盘，也会形成湿热；胆木向上逆行，而阴气旺盛于阳气的地盘，也会形成湿寒。这要看脏腑本气的强和弱而定。

游溢在经络中的湿邪，可以从汗孔散发出去；停瘀在膀胱的湿邪，可以随小便排出去。在胸膈的可以用涌吐的方法排出去，在肠胃的就用推荡之药除旧纳新。根据病人的温、凉、寒、热症状的表现不同进行相应地洗涤清除，虽然症状会有变化，方法得当就可以使病邪无处可遁，则疸病可消除。

（二）谷疸

饮食进入胃，脾的阳气消磨饮食使其液体精华蒸发化成肺气。肺气宣扬飘洒，将这个精华之气在体内循环利用后向外从皮毛发汗而出，以及向下渗入膀胱化成小便排出。汗与小便排泄正常，脾土就不会被湿气侵害，脾不湿则肝木就通畅发达，就不会得疸病。如果阳气衰弱、脾土湿气旺盛，饮食消化就会迟滞，其中的精华埋郁不能化生肺气，陈腐壅遏之物阻滞脾土，肝木遏陷，脾和肝郁蒸，就会得黄疸之病。

中气不能运转，脏腑气机升降失常，脾阳下陷则患大便滑溏腹泻之病，胃气上逆则上脘痞闷不通。浊气熏腾，病人恶心欲吐，不愿意闻到谷气而饮食难下，吃饭后中气会更加郁滞、头晕心烦。这时候应当清除郁滞的浊物、浊气，除旧而布新。

（三）酒疸

酒是湿热的媒介，濡润性质的酒进入脏腑则生下焦之湿病，辛烈之气升腾于经络则生上焦之热病。汗和小便流通，湿气就会向下通过小便排出，而热气则通过排汗泻出体外，这样就不会生病。如果汗和尿闭塞，湿热郁遏就生成疸病。

病人喜欢热饮的，则下焦湿证较少而上焦热证多；病人喜欢冷饮的，则上焦热证有限而下焦湿寒较多。至于酒后干燥发渴，喝冷饮茶汤，因寒湿而伤脾胃的不可胜数，不能一概认为是湿热之病。

（四）色疸

肾主蛰藏，相火在下焦得以秘固就是肾能收藏的原因。肾精外泄则相火随之外泄，肾水变得寒凉，寒水泛滥向上侵害脾土，脾的阳气衰败，则湿气动荡而寒气滋生。所以好色的人积累日久，相火外泻肾水寒凉，脾土湿而阳气衰，身体多病虚劳就是必然的了。肾寒脾湿阳气不能升发，肝气郁陷，下焦就会得热证，脾胃肝胆的病邪聚集一起传送到膀胱，这是疸病生成的原因。

病人湿热之证在肝胆，湿寒在脾肾。若只知道病人阴精流失，却不知道相火败泄的道理，于是重用滋阴寒凉之药加重湿气，脾和肾的微弱阳气被进一步败坏，以至于十个病人九个被治死，一个也治不活。

黄疸治法

甘草茵陈汤

茵陈3钱　栀子3钱　大黄3钱　生甘草3钱

煎大半杯，热服。此方治疗谷疸，服药后小便应当通畅，小便如皂角汁，颜色发红，一夜睡醒小肚子减小，这是湿气随小便排出了。

茵陈五苓散

白术　桂枝　猪苓　茯苓　泽泻

上述五味药取相等分量，做成粉，加茵陈蒿末1两（清代一两，约合现在35克）调匀，空腹时用米汤调和服用一汤匙（约10克药粉），服药后多喝热汤发汗。此方治疗日暮时候寒热往来的症状。

硝黄栀子汤

大黄4钱　芒硝3钱　栀子3钱

煎大半杯，热服。此方治疗汗出、腹满腹胀症状。

栀子大黄汤

栀子3钱　香豉3钱　大黄3钱　枳实3钱

煎一杯，分三顿温服。此方治酒疸，心中懊恼热疼、恶心欲吐的症状。

元滑苓甘散

元明粉　滑石　甘草　茯苓

上四味药取相等分量做成末，用大麦汁调和温服一汤匙（约10克），一天三顿。此方治疗色疸（额头发黑、身体发黄的症状）。服药后病毒从大小便排泄出去，排出的小便黄、大便黑就是这个症候。

色疸，下午三到五点发热怕冷、膀胱急、小便利、大便黑溏、五心热（手脚心和心口）、腹部胀满、身发黄、额头发黑，这是肾水和脾土瘀浊的症状，应当泄水祛湿，疏通大小便。张仲景用硝矾散治疗，硝石清热、矾石祛湿。《四圣心源》中变为滑石和元明粉，也就是硝石和矾石的作用，使用时酌量而通融灵活应用，不必拘泥。

黄疸病，是脾肾湿寒的原因，如果没有内热症状，应当用干姜、附子、茵陈，不可误用大黄、芒硝一类的寒凉药。

六、暍病根源

暍病，是有暑热而又外感风寒造成的。热伤气，寒伤形。《素问·刺志论》曰："气盛身寒，得之伤寒；气虚身热，得之伤暑。"（《四圣心源》原著写的是引自《素问·通评虚实论》，核查发现有错误，在此更正为《素问·刺志论》。）寒邪的性情是收敛束闭的，寒邪外束体表而皮毛不开，所以气盛而身寒；暑热的性情是疏泄的，暑邪泄人体之气而腠理不能合拢收敛，所以气虚而身热。暍病则是伤于暑而又伤于寒的症状。

夏天暑热出汗多，元气蒸发外泄，吹冷风洗冷水，汗孔突然闭塞，体内的热气不能向体外散发，所以发热怕冷、口干舌燥，感觉身子沉重又疼痛，脉象细而又芤又迟。气不郁就不会病，虽然夏天大热，表里燔蒸导致筋力疲累懒惰、精神不振，但是一进入秋季暑热消退清凉渐生，此时肺腑清爽精力也恢复正常，不遭受风寒不会得病。如果热气郁伤在体内，风寒伤于外，火气郁积旺盛而消耗元气，而皮表毛孔又受寒忽然闭合，元气消耗湿热郁蒸，就会发病了。

出汗多就会更加外泄元气，而身体怕冷的症状随之加重。因温热药会助长火气湿热，若用温热药则发热出汗的症状又会加重。用泄下的药物治疗会更加消亡微弱的阳气，则湿气动荡肝木更加郁滞，而小便的淋涩症状随之加重。正确的治法应当是补养消耗的元阳之气的同时又不能增热助火，清除烦郁的暑热而又不能损伤阳气。清肺金而泄热、补中气而生津，没有比人参白虎汤更好的方法了。

人参白虎汤

石膏3钱　知母3钱　甘草2钱　粳米半杯

人参3钱

放一起煮，米熟汤成，取大半杯热服。

七、霍乱根源

霍乱之病，是饮食寒冷而又外感风寒造成的。夏秋季节吃冷食、喝冷饮，饮食不能消化，淤积在上脘就会吐，淤积在下脘就会泄，吐和泄不会并发。一旦受风寒侵袭，皮毛闭塞，而饮食淤积的宿物壅遏，中气盛满不能继续容纳，于是上吐下泻就同时发作了。

胃土上逆不能下降则吐，脾阳下陷不能升发则泄。胃土上逆则胆木随之上逆，脾阳下陷则肝木随之郁滞。中气郁塞脾胃升降失常，肝胆也随之不能正常升降，肝胆木气郁迫而侵害脾胃中土，胆伤胃则胃气愈逆，肝伤脾则脾阳愈陷。肝胆主管筋脉的柔韧繁荣，肾水寒而脾土湿则肝胆木气不能繁荣运转，所以会转筋、抽筋。

浊物陈宿吐泻干净了，寒瘀尽皆祛除，脾胃中土阳气渐渐恢复，中气发扬散布，表邪随之解除。如果表邪不能解除，体表有寒热的症状，应当用麻黄、桂枝发散表邪，结合使用理中丸、四逆汤来温补中气。体表邪气既已解除，脏腑就会松缓，疼痛腹泻自然消除。

如果病人不能吐泻，腹痛欲死，可以用大黄附子汤，用温热药使病人下泄，陈宿浊物泄下立刻会觉得轻松了，疼痛缓解并逐步消除。这个病发生在以火主令的经络脏腑，而病因却是寒，所以张仲景立下治疗方法，以理中丸和四逆汤为主，医者能够变通理中丸和四逆汤的道理，则病有穷尽而治疗方法就无穷尽了。

桂苓理中汤

人参1钱　茯苓2钱　甘草2钱　干姜2钱

桂枝3钱　白术3钱　砂仁2钱　生姜2钱

煎大半杯，温服。吐证不止，加半夏；泄证不止，加肉豆蔻；转筋疼痛剧烈，加泽泻、附子。

八、疟疾根源

疟疾是由于阴邪束闭、少阳三焦的卫气郁滞造成的。人的六经，手足太阴、手足少阴、手足厥阴这三阴经在里，手足太阳、手足阳明、手足少阳这三阳经在表。人受寒邪从外而伤，少阳经脉在内与寒邪相遇相争，这个病就会发作了。

卫气初遇病邪之气，郁阻不能向下运行，越积累越严重，在内与阴气相争，阴邪被逼迫向外侵占阳气的位置（外乘阳位），裹束闭藏使卫气不能舒展，则体表生出寒证。卫气被阴气束闭，竭力向外发散不能冲破重围，冲撞鼓荡不已则出现战栗症状。少阳胆随从相火化气，相火郁积到极为旺盛的程度就会有内热猛烈发作，这时候阴气和寒凉消退，则卫气能够向外发散而病邪就解了。

卫气白天循行三阴三阳六经二十五遍，夜里循行五脏二十五遍。寒邪浅的在六经，则白天与卫气相遇而发病；寒邪深的在五脏，则夜里与卫气相遇而发病。卫气离开了寒邪则病人恢复正常，卫气集中起来遭遇寒邪则病症发作。由于寒邪束闭于体表则怕冷，阳气郁滞于体内则发热，所以阳气旺盛的发作快则寒证少而热证多，阳气虚弱的发作慢则寒证多而热证少。阳气旺盛每天发作的就早，阳气渐衰每天发作的就延迟，阳气颓败不能每天与病邪抗争则会隔日发作。

这是由于暑热熏蒸大汗淋漓，忽然洗冷水，寒气从汗孔侵入体内，位于肠胃之外与经络脏腑之间，秋天伤于凉风致腠理闭塞，卫气郁遏不能发散，向外没有了疏泄的通路，就向内陷于重重阴气之中，又要鼓动向外发散，于是就成了疟病了。

（一）温疟

先伤于寒又外受风邪，先寒后热造成的叫作寒疟；先受风邪侵害而又伤于寒，先热后寒造成的叫作温疟。温疟，冬天外受风邪而向外泄卫气，卫气越是疏泄就越是束闭不能发散，郁滞而生成内热，又被寒邪侵袭外束皮毛，内热没有出路就深藏骨髓之中，春天阳气生发内热要向外出，而表寒束闭皮毛，欲出不能，一到盛夏毒热，或者劳累过度气蒸汗流，热邪与汗同时向外出，则内外热的如同火焚。等到热气盛极而衰，病邪又回到原来的位置，阴气重新续上，这时候寒证就生成了。

（二）瘅疟

病人只有热没有恶寒（怕冷）症状的，叫作瘅疟。瘅疟是温疟的重症。由于病人阳盛阴虚，肺火素来旺盛，当大汗淋漓而感受风寒侵袭，卫气郁滞而热证发作伤其肺气，手足如同火烙，烦怨想要呕吐，阳气亢盛而阴气枯竭，所以只有热而没有寒。这个热内藏在心，外居住于分肉之间（肉块间隙经脉循行之处），令人神气损伤、肌肉消铄，这个症状是疟症里面最严重的。

（三）牝疟

牝，雌性的意思，与温疟、瘅疟相对。病人寒多而热少的症状，叫作牝疟。由于病人阴气旺盛而阳气虚弱，卫气郁塞不能向外通透发散，所以病人的症状是寒多而热少。这个疟病的寒，是阴气的病邪束闭造成的，而疟病的热是卫气之阳郁滞不能发散造成的。病人相火虚亏郁滞而不能发散，则症状纯粹是寒而没有热；如果相火旺盛，一郁滞就要往外发作，则病人症状纯粹是热而没有寒。病人症状热证多的是相火偏旺盛的缘故，寒证多的是相火偏虚弱的缘故。疟病在少阳经，这个症状的脉象自然是弦脉，弦而数的脉象是相火旺盛而多热，弦而迟的脉象是水湿泛滥而多寒，这是自然之理也。

疟疟治法

柴胡瓜蒌干姜汤

柴胡3钱　黄芩3钱　甘草2钱　人参1钱

生姜3钱　大枣3颗　干姜3钱　瓜蒌3钱

煎大半杯，热服，加衣物保暖。有呕吐的，加半夏。此方治疗寒疟，先寒后热的症状。

柴胡桂枝干姜汤

柴胡3钱　甘草2钱　人参1钱　茯苓3钱

桂枝3钱　干姜3钱

煎大半杯，热服，覆衣取汗。治牝疟，寒多热少或只有寒没有热的症状。

白虎桂枝柴胡汤

石膏3钱　知母3钱　甘草3钱　粳米半杯

桂枝3钱　柴胡3钱

煎大半杯，热服，加衣物发汗。此方治疗温疟，先热后寒、热多寒少或只有热没有寒的症状。

减味鳖甲煎丸

鳖甲2两4钱　柴胡1两2钱　黄芩6钱　人参2钱

半夏2钱　甘草2钱　桂枝6钱　芍药1两

牡丹皮1两　桃仁1钱　阿胶6钱　大黄6钱

干姜6钱　葶苈2钱

上述诸药打成粉。用清酒一坛，加入灶下灰1升，先煮鳖甲到煮化绞成汁，去掉渣滓，再加入其他药粉，煎成浓汤，留药末调和成丸，如梧子大小（比黄豆略小一点点），空腹服用7丸，一天3次服用。此方治疗久疟不愈，结成癥瘕的症状，这个症状叫作疟母。

九、伤风根源

伤风之病，是中气虚弱而外感风寒邪气造成的。阳气衰弱，脾胃中土湿气泛滥，脾湿则胃气上逆不能下降，肺金的收敛肃降功能随之失常，胸中的宗气不能四散通达，时时郁塞而又冲撞在皮毛之间，遇到饮食没有消化之时，中气胀满阻挡了肺金收敛的心火下降之路，肺金被郁阻而发作，热气向外蒸泄于皮毛，郁阻的宗气随之能够向外发散，所以不会病。但是一遇到风寒侵袭，皮毛闭合肺气壅遏，宗气不能向外发散，就会沿着鼻窍随喷嚏而出，湿气淫蒸、清水鼻涕外溢。肾和膀胱之水生于肺金，肺气向上逆行不能下降化水，所以小便也不利。

《素问·评热病论》："劳风法在肺下……巨阳引，精者三日、中年者五日、不精者七日，咳出青黄涕，其状如脓，大如弹丸，从口中若鼻中出，不出则伤肺，伤肺则死也。"（《四圣心源》原著谓此句出自《素问·风论》，实则是"评热病论篇"，此处更正。）因膀胱的水全是肺金所化生，金生水是也，排水通畅流利则膀胱的郁浊就会下泄排出，肺金的壅滞随之消散，湿气排出体外变得干燥了，所以痰和鼻涕黏稠化成青黄色，从口鼻排出，这样就不会损伤肺脏了。借助药物疏通引导太阳经之气，肾精旺盛的青年人三天痊愈，精气已有衰减的中年人五天可以痊愈，精气衰弱的老年人则需要七天才可痊愈。服药期间病人会从口鼻排出青黄色如脓状的黏痰，或者如弹丸大的结块状浓痰。如果痰不能排出就会损伤肺，肺伤则死。

疏通太阳经和膀胱，要靠阳明胃气的下降。中气运转，阳明胃气下降，则肺金就能够收敛肃降，从而化生小便疏通膀胱郁积。胃气不降则肺气没有下降的通路，太阳经和膀胱就不能很好的疏通。治疗的办法应当泻肺气开张皮毛，理中气泻痰湿郁结。湿气消除，郁结散开，气机畅通，水路顺畅，就没事了。

紫苏姜苓汤

紫苏叶3钱　生姜3钱　甘草2钱　茯苓3钱

半夏3钱　橘皮2钱　干姜3钱　砂仁2钱

煎大半杯，热服，服药后加衣物覆盖。

十、齁喘根源

齁喘是伤风加重的症状。病人中气不能运转，阳气衰弱脾胃湿气泛滥的情况比伤风加倍严重。脾土长时间下陷，胃土长时间上逆，饮食水谷消化迟慢，浊阴不能下降而胃气壅塞，一遇到凉风侵袭闭束皮毛，中脘胃部郁塞壅满，胃气更加上逆，肺脏随之壅塞，表里不能通达，宗气逆冲从喉咙排出，然而气机阻滞，喉咙闭塞不能透泻，于是壅闷喘急，难受的无法形容。这是齁喘发生的原因。

症状轻的只在秋冬季节发作，这是由于风寒束闭体表造成的，病重的夏季暑热之际也会发作，这是湿邪在体内动荡的缘故。湿位于寒和热之间，水火逼蒸就会生出湿气，湿气在上就随着火气化生为热，湿气在下就随着水气化生为寒。火气旺盛则上焦湿热的症状就多，水气旺盛则下焦的寒湿就严重，这是因为水和火的强弱不同，所以上焦和下焦的寒热也有不同。而齁喘的病人，则是上焦的湿热不敌下焦的湿寒，这是阳气衰败而阴气旺盛，火不能胜水的缘故。

这时候应该温燥脾胃中土，帮助中气升降，胃气下降使浊阴从小便排出，脾土上升使清阳通达于汗孔，中气一转则清阳能升、浊阴能降，汗和小便这些水气郁结一扫而空，则肺气随之能降，喘闷郁滞症状就不会发作。如果服用寒凉败火之药，中气就更加败坏，肺气更是向上逆行，此乃医者失责。

紫苏姜苓汤

紫苏叶3钱　杏仁3钱　橘皮3钱　半夏3钱

茯苓3钱　干姜3钱　甘草3钱　砂仁2钱

生姜3钱

煎大半杯，趁热服用，服药后加衣。如果皮毛闭束，体表的病邪不能解除，就加麻黄；如果有胡言乱语症状，是内热没有清除，要加石膏清热。

卷八·七窍解

黄元御宗师早年因患眼疾而被庸医误治，治瞎了左眼，后来耳后生疮，又被所谓"外科专家"错医，几乎丧失性命，由是黄元御宗师对此卷编写更为用心，一应眼、耳、鼻、口、舌、牙、咽、声、须、发，无不详尽立法说义，诚然用心良苦，溯本穷源，悲天悯人之情磅礴而出矣。

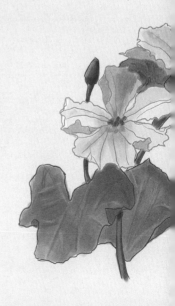

清轻的阳气上升，由此，开通了口、鼻、眼、耳七窍。此七窍，精神魂魄外发之处，声色嗅味主管之所也。叹，千年如梦，庸医滋阴而伐阳，害人无数，箝娥青之舌，杜仪秦之口，塞瞽旷之耳，胶离朱之目，祸流今古，人神共愤！仆也，轻试老拳，道宗目眇，略婴利镞，夏侯睛伤！双睛莫莫，原非大眼将军；一目眈眈，竟作小冠子夏！渺尔游魂，不绝如线，执笔含毫，悲愤交集，作此七窍解。

一、耳目根源

两目和双耳，是清轻阳气的门户。阴气位于下焦，向左上升而化生清轻的阳气；阳气位于上焦，向右下降而化生浊重的阴气。浊阴下降向外排泄，则在身体下部开窍；清阳上升向外发散，则在身体上部开窍。浊重之物莫过于饮食消化后的渣滓，所以阴窍在下，排泄大小便；清轻之物莫过于神气，所以阳气开窍在上部五官而主管视和听。清阳之气向上通达则七窍空明、视听灵敏，如果浊阴向上逆行就会晦塞五官导致听力和视力受损害。

肝藏血，血荣则气色光华，所以肝木主管五色的荣华。血为阴，阳气生于阴，所以血液在内滋润荣华的为色，升为阳在外而光彩的为视。肺藏气，肺金主管五声，气向外发就形成声音。气为阳，阴生于阳，所以气向外发的为声，向内敛的为闻（听）。

肝木清轻上升，阳气外发形成双眼的视看，阳气外发则目明；肺金下降浊阴，浊阴下降则阳体内存而形成双耳的听闻，浊阴下降则耳聪。阳神明而阴精暗，气清虚而血充实，阳气外发则目明，内窍空虚则耳聪。肝木和心火是阴体，因是阴中之阳升发而来，所以是阳气的功用，阳中有阴，外明内暗，所以能看见却不能听闻；肺金和肾水是阳体，因是阳中含阴下降而来，所以是阴气的功用，阴中有阳，内虚外实，所以能听闻不能看视。肝木和心火的体用，都是阳气，身体善于保存并外发，就可以让人耳聪目明。

耳聋的人视力好，是阴气堵塞了听窍，阳气还能散发于双眼；目盲的人听力好，是阳气的功用已废，而阴气下沉耳窍空灵的原因。如果阳气衰败到严重的程度，浊阴上逆堵塞孔窍，则耳目都得废了。

（一）目病根源

目病是清阳之气在上焦衰弱造成的。肺金下降则阴精充盈，肝木上升则化生阳神，阴精浊重所以下焦昏暗，阳神清轻所以上焦光明。而清阳的向上发散必须依靠脉才能完成，心主脉，向上连接双目，心和目都是宗脉（宗脉，所有的脉的根本）汇聚的地方。《黄帝内经》曰："心者，宗脉之所聚也。"又说："目者，宗脉之所聚也。"宗脉的阳气上达九天，阳气清明则耳聪，神气外发则目明。一旦有一点阴气不能下降，则如同云雾遮盖晴空，神气被隐蔽，阳气下陷则视力随之下降。

清轻的阳气上升和浊重的阴气下降，全靠脾胃中土。肾和肝气随脾土上升，则浊阴化为清阳；肺气和胆气随胃土下降，则清阳化为浊阴。阴气暗而阳气明，如同夜里暗而白天光亮，这是自然的道理。后世的庸医不懂医术道理，滥用补阴泻阳的药物给人治疗眼疾，于是病人症状轻的被治瞎，症状重的被治死！

眼病疼痛

眼病疼痛，是浊阴向上逆冲造成的。两眼位于清阳的位置，神气冲和则光彩就会显现，没有一丝的浊阴。如果浊阴冲逆而遏制逼迫清阳之气，清阳又要升发，阴阳二气冲撞就会发生疼痛症状。而浊气向上逆冲，是肺金不能收敛造成的，肺金能收，肾水能藏，则浊阴归于下焦，精华藏于肾，废水经膀胱排出，则不会上逆堵塞清阳升发之路。肺金不能收敛，肾水不能收藏，则浊阴上逆堵塞清阳的位置。肺不能收敛，浊阴上逆，则胆火也不能向下运行从而向上逆冲头部，头部和眼睛的疼痛是胆火的邪气冲击造成的。胆随从相火化气，随肺金右转下降而温暖肾水，胆气不能下降则相火向上逆行炎烧而损伤肺金，肺金被烧灼所以眼睛出现红肿热痛的症状。手、足少阳经都是从目锐眦（外眼角）开始，而手三阳经（太阳、少阳、阳明）是阳气中的清阳，清则上升，足三阳经（太阳、阳明、少阳）是阳气中的浊气，浊则下降。手三阳经从手指端走向头部，气是上升的，如果病了它们的气就会下陷；足三阳经是从头走向脚底，它们的气是下降的，如果病了，它们的气就会上逆。凡是下焦热的症状都是手三阳经下陷造成的，上焦热的症状则是足少阳胆经上逆造成的。所以眼病的热赤肿痛，责任在胆木而不在三焦。眼病疼痛而发红发热的症状，是胆木上逆而相火旺盛的缘故；眼病疼痛而没有赤红发热症状的，是胆木上逆而相火虚亏的缘故。

眼睛赤痛时间久了，浊阴蒙蔽而清阳被阻塞，视力就被损害，"云翳生而光华碍"，这个云翳，就是浊气郁塞生成的。如果阳气没有下陷，继续升发，则云开雾散，浊退而光明恢复，如果阳气下陷，翳障坚老，视力就废了。眼病疼痛的症状，是阴阳二气争斗冲突的缘故；眼盲的情况，是清阳下陷亏败；而肝心之阳火不能上升的缘故。

肝木随脾土上升，则和煦而化生阳神；肺金随胃土下降，则凝肃而化生阴精。阴精的根源在肺金，性质重浊，所以会沉降；阳气的根源在肝木，性质是清轻的，所以会上升，这是自然的性情。

脾升胃降的关键在中气，中气是脾胃升降的枢轴，水火升降的机关所在。湿气重则脾病，燥气重则胃病，偏于热则病在火，偏于寒则病在水。调和燥湿水火，人体阴阳平衡则中气恢复正常，病人就能痊愈了。

柴胡芍药丹皮汤

黄芩3钱（酒炒）　柴胡3钱　白芍3钱　甘草2钱

牡丹皮3钱

煎半杯，热服。此方治疗左眼赤痛。

百合五味汤

百合3钱　五味子1钱（研末）　半夏3钱　甘草2钱

牡丹皮3钱　芍药3钱

煎半杯，热服。此方治疗右眼赤痛。热症重的，加石膏、知母。

百合五味姜附汤

百合3钱　五味子1钱　芍药3钱　甘草2钱

茯苓3钱　半夏3钱　干姜3钱　附子3钱

煎大半杯，温服。此方治疗水土寒湿而上热赤痛的症状。如果不赤不热，而是发作疼痛，是没有上热的表现，应当去掉百合、芍药，加桂枝。

茯泽石膏汤

茯苓3钱　泽泻3钱　栀子3钱　甘草2钱

半夏3钱　石膏3钱

煎大半杯，热服。此方治疗湿热熏蒸、眼珠黄赤的症状。

桂枝丹皮首乌汤

桂枝3钱　牡丹皮3钱　何首乌3钱　甘草2钱

茯苓3钱　半夏3钱　干姜3钱　龙眼肉3钱

煎大半杯，热服。此方治疗两眼昏花不明，而又没有赤痛的症状。

桂枝菖蒲汤

柴胡3钱　桂枝3钱　牡丹皮3钱　生姜3钱

甘草2钱　石菖蒲2钱

煎半杯，热服。此方治疗瞳孔缩小的症状。

乌梅山萸汤

五味子1钱　乌梅肉3钱　山茱萸3钱　甘草2钱

何首乌3钱　芍药3钱　龙骨2钱　牡蛎3钱

煎半杯，温服。此方治疗瞳孔散大的症状。

姜桂参苓首乌汤

人参3钱　桂枝3钱　甘草2克　茯苓3钱

何首乌3钱　干姜3钱

煎大半杯，温服。此方治疗眼珠塌陷的症状。

芍药枣仁柴胡汤

芍药3钱　甘草3钱　何首乌3钱　酸枣仁3钱（生用，研碎）

柴胡3钱　牡丹皮3钱

煎半杯，热服。此方治疗眼珠突出的症状。

古圣先贤所传医书，自唐朝以后没有人能懂，尤其是眼科。庸医无知之辈造孽害人，流毒千古，很是让人痛恨。

"谨为洗发原委，略立数法，以概大意，酌其脏腑燥湿寒热而用之，乃可奏效。若内伤不精，但以眼科名家，此千古必无之事也。"（《四圣心源》）意思是谨以此篇阐述眼病原委，略立几个方子讲明白道理，学习中医的人应当通过望闻问切的诊断，根据脏腑的燥湿寒热症状辨证施治，才可以达到治病救人的目的。但是这个医者如果不懂得内伤的道理，就以眼科专家自居，千古以来必然没有这个道理的。

这里黄元御宗师强调了一个道理，很多的病症有外相必有内因，不懂内部脏腑气血的调理，必然是庸医一枚。同时强调了要辨证，根据实际症状相应的组方才合理。启示后人学中医，应该精研医理、病理、药理，而不要去死搬硬套经方。

（二）耳病根源

耳病是浊阴堵塞上窍造成的。阳气的性质是虚空的，阴气的性质是浊实的，浊阴下降，耳窍就空虚而听力好。眼睛是木火的阳气上升的终点，耳朵是阴气肺金和肾水下降的起点。肝木、心火向外发而明亮，所以眼睛视力好；肺金和肾水下降敛藏，则耳部虚空而听力好。

浊气上逆堵塞孔窍，听力就被损害了。病人的身体衰弱，脾阳下陷、胃气上逆，清阳之气不能上升，浊阴之气不能下降，耳窍堵塞不能听闻声音，时间久了就会变聋。

耳病疼痛

耳病疼痛是因为浊气堵塞耳窍。浊气上逆堵塞孔窍，结滞壅肿就会产生疼痛，时间长了以后变得坚硬结实，阳气下降的道路被阻挡，则郁而生热，血郁化生火气，肌肉随之溃烂生成脓痛。

浊气上逆，是肺金不能收敛肃降、胆木不能下降的缘故，胆火向上冲击，耳窍胀痛阻塞，相火郁遏、经络之气壅阻压迫，所以出现疼痛而热肿的症状。凡是头部、耳部疼痛，都是胆木的病邪造成的。

手少阳三焦经和足少阳胆经都有脉络通到耳部，三焦的气容易下陷而致病，胆经的气容易上逆而致病。耳病是胆木上逆造成的，跟三焦没有关系。胆木上逆、相火郁发，耳部就会得热肿之病，胆木邪气冲突就会生出疼痛症状，木气堵塞则会得重听的症状。

耳聋的病，是手少阳三焦的阳气虚弱，足少阳胆的阳气衰败造成的；耳痛的病，是手少阳三焦的阳气下陷，足少阳胆的火气上逆造成的。想要上升三焦的阳气，必须先使脾土之气上升；想要降胆火，必须先使胃气能够下降。脾胃中土不能运转，就不能升清阳而降浊阴。

柴胡芍药茯苓汤

芍药3钱　柴胡2钱　茯苓3钱　半夏3钱

甘草2钱　桔梗3钱

煎半杯，热服。此方治疗耳内热肿疼痛的症状。热证严重的，加黄芩；耳内形成脓的，加牡丹皮、桃仁。

苓泽芍药汤

茯苓3钱　泽泻3钱　半夏3钱　杏仁3钱

柴胡3钱　芍药3钱

煎半杯，热服。此方治疗耳内流黄水的症状。

参茯五味芍药汤

茯苓3钱　半夏3钱　甘草2钱　人参3钱

橘皮3钱　五味子3钱　芍药3钱

煎半杯，温服。此方治疗耳渐重听的症状（听力渐退）。

二、鼻口根源

鼻是手太阴肺的窍，主管五嗅；口是足太阴脾的窍，主管五味。人身的气，阳气下降化生成浊阴，浊阴上升化生成阳气。气清则冲虚空灵，冲虚则生出清和状态，气浊则滞塞郁阻，滞塞郁阻就会生出烦热的症状。上窍冲虚而不会滞塞，清和而不会烦热，是清气上升而浊气下降的内循环能正常运行的原因。浊气下降而清气上升，所以口能够尝出五味，而鼻子能够闻出五嗅。

而口鼻辨别五味、五嗅，不仅仅是脾和肺的能力，根源之权其实在心。心开窍于舌，心主管嗅，而口主管味。鼻窍能知五嗅，这是心的功能，口能知五味，这是舌的功能。心是君火，胆和三焦是相火，三焦之气上升则为清阳，胆木之气下降则为浊阴，如果三焦的气下陷而胆木的气上逆，则鼻和口就会滞塞而出现烦热症状，就不知道嗅、味了。

清气的上升，从鼻窍通达而出；浊气的下降，从口开始下行。鼻与喉相通，口与咽相连，鼻窍是清气上升的终点，口是浊气下降的开始。喉与脏相通，是地气（下焦之气）上升经过之处；咽与腑相通，是天气（上焦之气）刚刚开始下降之处。如果浊气不能下降而清阳之气下陷，病就会出现在口；如果清气不能上升而浊气上逆，病就会发生在鼻。所以鼻病的治法，要升清气而降浊气，口病的治法要降浊气兼升清气。（黄元御理论，不厌其烦阐述升降，清升浊降、脾升胃降则阴阳能够平衡，这是医学之至理啊，读《四圣心源》不能不明此理。）

阳气上升的中枢在脾，脾不能升则肝气不能升发；阴气下降的中枢在胃，胃气上逆则肺气也不能下降。脾胃升降正常，阳能升阴能降，阴阳平衡则口鼻之窍自然就和畅而清通了。

（一）鼻病根源

鼻病，是手太阴肺不能清通的缘故。肺开窍于鼻，主管卫气和负责气的收敛肃降。人体之气汇聚在胸，这是卫阳的根本，贯通心和肺运行呼吸、出入鼻窍。肺气能够收敛下降则人体之气清肃而鼻窍通畅，肺气上逆则气机壅阻而得鼻塞之病。鼻涕是肺气熏蒸生出来的，如果肺中的清气氤氲如雾，雾气飘洒化为雨露下降，从膀胱排出，则痰和涕不会发生。如果肺金不清，雾气瘀浊不能化为水下降，就会凝郁在胸膈而生痰，熏蒸于鼻窍而生涕，痰和涕的生成都是因为肺金不能收敛肃降。

肺金生水而主管皮毛，肺气下降则通达于膀胱，肺气外行则滋养皮毛。人体外感风寒而皮毛闭阻、脏腑郁遏，则肺气内不能下降、外不能泄出，蓄积到不能容纳的程度就会向鼻窍逆行，鼻窍窄狭疏通不及，所以冲击生成喷嚏，肺气熏腾充溢鼻窍，所以清涕飞流涓涓而下。

肺气刚开始上逆的时候，鼻涕是清的，时间久了以后，清气化成浊物，变得滞塞而胶黏，再发展下去浊物陈腐，清白鼻涕变成黄而黏稠之物，则恶臭、腐败而污秽。长时间不能痊愈，鼻涕的色和味变得如脓一样，这叫作鼻痛，都是肺气上逆造成的。病人中气不能运转，肺气壅满的症状，没有感受风寒而浑浊的鼻涕流不停，叫作鼻渊。《素问》曰："鼻渊者，浊涕下不止也。"肺气郁滞是脾湿胃逆的原因造成的，胃气上逆则浊气填塞上窍，肺气就没有了下降的通路。

桔梗玄参汤

桔梗3钱　玄参3钱　杏仁3钱　橘皮3钱

半夏3钱　茯苓3钱　甘草2钱　生姜3钱

煎半杯，热服。此方治疗肺气郁塞上逆、鼻塞、鼻涕多的症状。

五味石膏汤

五味子1钱　石膏3钱　杏仁3钱　半夏3钱

玄参3钱　茯苓3钱　桔梗3钱　生姜3钱

煎半杯，热服。此方治疗肺热鼻塞、鼻涕浑浊黏黄的症状。病人胃寒的加干姜。

黄芩贝母汤

黄芩3钱　柴胡3钱　芍药3钱　玄参3钱

桔梗3钱　杏仁3钱　五味子1钱　贝母3钱（去心）

煎半杯，热服。此方治疗鼻孔发热生疮的症状。

苓泽姜苏汤

茯苓3钱　泽泻3钱　生姜3钱　杏仁3钱

甘草2钱　橘皮3钱　紫苏叶3钱

煎半杯，热服。此方治疗鼻塞声重、语言不清的症状。

（二）口病根源

口病是足阳明胃气不能下降造成的。脾主肉，开窍在口，口唇是肌肉之本。脾和胃同属中气，脾升胃降则阴阳平衡而口唇不会得病，口唇病是脾阳下陷、胃气上逆造成的。胃气上逆则胆木也不能下降，相火随之上逆，于是口唇疼痛而热、肿各种症状就发生了。

脾胃不得病的话，则口中清淡平和没有异味。肝木郁则口酸，心火郁则口苦，肺金郁则口辛，肾水郁则口咸，脾土郁则口甘。口生五味，是五脏气郁生成的，如果得不到土气滋养就不会自己生出味道，这是因为五味归脾土主管，脾司五味。心主管五嗅，进入肾为腐，心为火而肾为水，脾胃的土气是水火的中气，水侵害中土则生出湿气，火郁滞在土就会发生热的症状，湿热熏蒸则口气变得恶臭腐秽。

脾以湿土主令，脾病为湿而阳气下陷；胃随从大肠燥金化气，胃得病则气机就会上逆。口唇的病，燥热引起的多，湿寒引起的少，责任在胃不在脾。然而胃气上逆而生燥热，多半是脾阳下陷造成的，下焦得湿寒证。治疗应清润上焦的燥热，而不能加重下焦的湿寒，则病可治。

甘草黄芩汤

甘草2钱　黄芩2钱　茯苓3钱　半夏3钱

石膏3钱

煎半杯，热服。此方治疗湿热熏蒸、口气秽恶的症状。

贝母玄参汤

贝母3钱　玄参3钱　甘草2钱　黄芩2钱

煎半杯，趁热漱口，缓缓咽下（缓咽是为了使药汤充分滋润到口、舌、咽，从而收到更好的疗效）。热证重的，加黄连、石膏。此方治疗口疮热肿。

桂枝姜苓汤

芍药4钱　桂枝2钱　干姜3钱　茯苓3钱

甘草2钱　玄参3钱

煎半杯，温服。此方治疗脾胃湿寒、胆火上炎而生口疮的症状。

（三）舌病

心开窍于舌，心属火，火的性情是上升的，心火之所以能下降而不会上炎，是肺金收敛而胃气右转肃降的缘故。如果胃气上逆则肺金不能收敛，心火随之向上炎烧也不能下降，于是病就发生在舌，疼痛热肿的症状就会发作了。

　　相火的性情是能够下降就顺畅，上逆就会埂郁，郁滞就会生舌苔，舌苔是心液瘀结的表现。郁在脾，舌苔就会发黄，火衰而土湿则舌苔黄而滑，火盛而土燥则舌苔黄而涩；郁在肺，舌苔就会发白，火盛而金燥则舌苔白而涩，火衰而金寒则舌苔白而滑。五行的道理，本气旺盛则可以侵害胜过它的，本气衰败则被不如它的而侵害，水能克火，水胜而火败则舌苔黑而滑，火盛而水败则舌苔黑而涩。凡是光滑滋润的舌苔，都是火衰败而寒湿凝结；凡是芒刺焦裂的舌苔，都是火气盛、燥气郁结的表现。

　　心主管言语，而言语的机关在舌，舌屈伸上下说话灵活，是筋脉柔和。肝主筋，肝气郁则筋脉短缩，而舌就会卷曲不能好好说话。《灵枢·经脉》曰："足厥阴气绝则筋绝……筋者，聚于阴器而脉络于舌本，脉弗荣则筋急，筋急则引舌与卵，故唇青、舌卷、卵缩。"又说："足太阴气绝，则脉不荣肌肉，唇舌者肌肉之本也，脉不荣则肌肉软，肌肉软则舌萎，人中满。"《素问·热论》曰："少阴脉贯肾，络于肺系舌本，故口燥、舌干而渴。"足三阴的经脉都连接到舌，凡是舌病之疼痛热肿，都是心火上炎的缘故，其他诸如滑、涩、燥、湿，以及挛缩和弛长等症状变化，辨别相应的经脉对症治疗就可以了。

　　芩连芍药汤

　　黄芩3钱　黄连1钱　甘草2钱　贝母2钱（去心）

牡丹皮3钱　芍药3钱

煎半杯，热服。此方治疗舌疮疼痛热肿。

桂枝地黄汤

桂枝3钱　芍药3钱　生地黄3钱　阿胶3钱

当归3钱　甘草2钱

煎大半杯，温服。此方治疗肝脉枯燥而舌头卷曲的症状。如果是中风舌强语拙，或者是杂症舌头萎缩、说话迟慢，都是脾肾湿寒的缘故，不能用寒凉药，不适合用此方。

（四）牙痛

牙疼，是足阳明胃经的病。手阳明大肠经的气是阳气中的清气，清则上升。足三阳经（太阳膀胱经、少阳胆经、阳明胃经）的气是阳气中的浊气，浊则下降，足阳明胃经之气下降，则不会向上壅滞，所以不会牙疼。

手阳明大肠经是以燥金主令，足阳明胃经随从手阳明化气，胃土能降是因为手阳明经的燥气的作用。如果脾湿胃虚，则脾的湿气使胃土变湿而不能下降，胃气不能下降就会上逆，胆木也随之上逆。牙床归胃土所管，胃气不能下降而浊气壅迫，胆气上逆冲击牙床，所以会肿痛；胆气上逆相火就随之上逆，于是上焦生热；胆木郁滞于湿土之中，腐败蠹朽，于是得虫牙病，虫生而牙坏。

牙是骨的末梢，骨气是肾气所生之气，肾主骨。牙在上为阳，阳中之微弱阴气是肾水初生之气，这个气从上向下降到肾生成肾水，水气降到肾之时达到了旺盛的状态，但是在牙齿的时候这点水气微弱得很，一旦遇到相火上逆炎烧则水不能胜火就会得牙痛之病。

黄芩石膏汤

黄芩3钱　石膏3钱　生甘草2钱　半夏3钱

升麻2钱　芍药3钱

煎半杯，热服，慢慢咽下。此方治牙疼龈肿。

柴胡桃仁汤

柴胡3钱　桃仁3钱　石膏3钱　骨碎补3钱

煎半杯，热服，慢慢咽下。此方治疗虫牙。

手阳明为清气，主升，所以用升麻；足阳明是浊气，主降，所以用半夏。清升浊降、气无壅滞，则牙就不会疼了。

三、咽喉

咽喉是阴气和阳气升降的通道。《灵枢·经脉》曰："胃足阳明之脉……循喉咙而入缺盆""脾足太阴之脉……挟咽而连舌本""小肠手太阳之脉……循咽而下胸膈""肾足少阴之脉……循喉咙而挟舌本""肝足厥阴之脉……循喉咙而入颃颡"。五脏六腑的经络，并不都是循行于咽喉，然而咽是六腑之通衢，喉是五脏的总门，脉有从别的路出去的，可是呼吸升降的气则除了走咽喉，再没有别的通道了。

六腑为阳，而阳气中有阴气则会下降，所以浊阴从咽部而向下通达；五脏为阴，而阴气中有阳气则会上升，所以清阳从喉部而向上升腾。六腑，传导消化之物而不能藏，不能藏就会向下传输，如同天上的气向下降；五脏，收藏精气不使外泄，不外泄就会向上运行，如同地上的气向上升。地气不能上升则喉部就会发病，这是气路堵塞而食道畅通的缘故；天气不能下降则咽部就会发病，这是气路通畅而食道堵塞的缘故。先是食道堵塞而后随之气机梗阻的症状，是脏完好而腑病了；先是气机梗阻而后食道随之堵塞的症状，是腑完好而脏病了。

总而言之，咽通六腑而胃是主管，喉通五脏而肺是主管。阳气衰弱脾土湿气泛滥，肺和胃之气不能下降而浊气埋郁，就会得痹塞之病；相火逆行向上炎烧，则会得肿痛之病。下窍为阴，阴气浊而热；上窍为阳，阳气清而凉。所以清气下陷则寒凉从肛门外泄，浊气上逆则郁热集结在喉咙。

甘草桔梗射干汤

生甘草2钱　桔梗2钱　半夏3钱　射干3钱

煎半杯，趁热漱口慢慢服下。治咽喉肿痛生疮的症状。

贝母升麻鳖甲汤

贝母3钱　升麻2钱　牡丹皮3钱　玄参3钱　鳖甲3钱

煎半杯，趁热漱口徐徐咽下，治喉生疮脓已成的症状。徐徐咽下是为了使药汤充分滋润咽喉，从而增强疗效。

四、声音

声音，归手太阴肺经所管。肺藏气，气的激荡生出声音，所以肺病了声音就不调和，气病了声音就不顺畅。而气会得病是因为脾土湿气泛滥。手阳明大肠经以燥金主令，手太阴肺经随从脾土化气，阳明旺盛则大肠干燥而声音响亮震动，太阴脾湿则声音就会喑哑。好比琴瑟箫鼓，天气晴朗时候声音就响亮清越，天气阴晦时候就沉浊不清，这正是气燥和气湿的不同造成的。燥气为阳，湿气为阴，阳气旺盛则气能聚而不会外泄，气通畅而不会堵塞，气聚而通畅则声音响亮。嘴唇有缺口及牙齿脱落造成的声音不清晰，正是气的外泄造成的；鼻涕横流而声音不响亮的，是气堵塞了。

声音从气生出来，而气却是受心神的指使。《灵枢·忧恚无言》言："喉咙者，气之所以上下者也。会厌者，声音之户也。口唇者，声音之扇也。舌者，声音之机也。悬雍者，声音之关也。颃颡者，分气之所泄也。横骨者，神气所使，主发舌者也。"门户机关的开合，是气的作用，而主管快慢高下、开合适宜的则是心神。所以长期咳嗽而声音喑哑的，病在声气，中风不能言语的病在神明。声气病则能说话却不响亮，神明病则能发声却不能说话。声气从肺而出，神明由心而生。《难经·四十九难》

曰："肺主五声……入心为言。"就是说明声由气动、言以神发。

调理声音，滋益清阳之气，驱逐浊阴之气，这是不变的道理。

茯苓橘皮杏仁汤

茯苓3钱　　半夏3钱　　杏仁3钱　　百合3钱

橘皮3钱　　生姜3钱

煎半杯，趁热服用。治疗湿气旺盛、气郁的症状。

百合桔梗鸡子汤

百合3钱　　桔梗3钱　　五味子1钱　　鸡子白1枚

煎半杯，去掉渣滓，加入鸡蛋清，趁热服用。治疗失音喑哑症状。

五、须发

须发，是手足六阳经所滋养的（手足太阳、阳明、少阳）。《灵枢·阴阳二十五人》曰："手阳明经滋养须发……手少阳经滋养眉毛……手太阳经滋养胡须""足阳明经滋养胡须……足少阳经滋养须发……足太阳经滋养眉毛"。六经（手三阳和足三阳）血气旺盛充盈，则须、发、眉长而茂盛，血气少就会导致须、发、眉少而短。

须发是营血滋生而来，而它本质上却是从卫气发育而来。血的根源在上焦，阳中之阴下降而生血，所以营血到了下焦才变得旺盛；卫气的根源在下焦，阴中之阳上升而化气，所以卫气到了上焦才旺盛起来。须发在上部繁荣的原因，是手足六阳经气在上焦旺盛的缘故。《灵枢·决气》曰："上焦开发，宣五谷味，熏肤、充身、泽毛，若雾露之溉，是谓气也。"冬天阳气收藏则爪枯发脆，夏季阳气向外浮动散发，指趾和须发柔韧润泽。这是营血滋养须发之根而卫气滋润枝叶的缘故。

宦官伤了宗筋（即生殖器，中医谓之"宗筋之聚"），气血脱泄而不能滋养须发，所以没有胡子，像女人一样。

然而胡须脱落、毛发焦枯的症状，是气血衰败造成的，应当培植卫气、营血，就可以根治了。

桂枝柏叶汤

何首乌3钱　桂枝3钱　牡丹皮3钱　生地黄3钱

侧柏叶3钱　生姜3钱　人参3钱　阿胶3钱

煎大半杯，趁热温服。治疗胡须脱落、毛发焦枯的症状。须发黄、涩、少白头的，加桑椹、黑豆；阳气衰弱、脾土湿气泛滥的，加干姜、茯苓；肺气虚弱的，重用黄芪，这是因为肺主皮毛的缘故，所以重用黄芪。

卷九 · 疮疡解

疮疡者，皮肤之病也。寒伤营血而为痈疽，肝胆之病而生瘰疬，风伤卫气而成癞风，手太阳小肠郁陷乃得痔疮，理清而法明，亦不难治也。

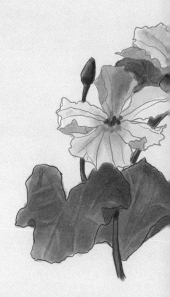

疮疡之病，是寒邪伤到营血造成的，血涩而气郁阻，郁积的时间长了生出热证，肉腐烂而生成脓。阳气旺盛则疮红肿而向外发，阴气旺盛则疮黑塌而向内陷，症状轻的是疥癣之疾，症状重的则是腹内之病。

《灵枢经》把道理说明白了却没有治疗的办法，《金匮要略》省略了这一项而不完备，后世外科医生胡乱钻研却始终不明白道理。

我（黄元御）往年害眼病，被庸医治瞎左眼，寒凉药损坏脾的阳气，耳朵后接着痛肿、清脓流泄如注，又几乎被外科医生害死，至今想来仍然心有余悸，作此篇"疮疡解"以启示后人。

一、痈疽根源

痈疽是寒邪伤了营血的缘故。血的性情，温则通寒则凝，寒邪伤营血，血凝涩不能通畅，卫气随之郁阻而生热，热气旺盛了则会出现皮肉腐烂化脓的症状，脓水瘀滞不能外泄就会向内发展而烂筋伤骨，骨髓消耗干枯、经脉败漏，腐烂熏蒸五脏，五脏被损害则人就会死。

痈病浅而疽病深，浅则轻深则重。痈病是卫气营血壅阻在体表，疽病是气血郁阻在体内，气血的壅遏有旺盛和不旺盛的区别，所以肿的症状就有大小之分。人体腧穴张开时风寒侵入，郁而生热，热毒随孔窍向外发，所以痈疽呈现圆形。疽病的外在表现是皮夭而坚硬，痈病的外在表现是皮薄而润泽，这是阴阳深浅的分别。

《灵枢·痈疽》曰："寒邪客于经脉之中则血涩，血涩则不通，不通则卫气归之不得复返，故臃肿。寒气化为热，热盛则肉腐，肉腐则为脓。"痈病成为热证，根源却是外寒，所以痈疽刚发生的时候应当用温经散寒的治法，疏通营血、宣扬卫气，如果积累到了寒化成热、肿胀痛楚的程度，在这营血卫气遏闭的情况下，仍应当用清散经络的治法。至于脓血溃败流泄，经热外泄，营血卫气都已衰败的情况，更是要补气养血才能治疗。如果经络阴气凝郁，肿热外盛，气血虚寒，脓汁清稀，则更应该用温热药疏散经络之郁而补人体之阳气。若是疮疥疥癣之类的症状，受伤原本就浅，只管发散体表、疏通卫气就可以了，不需要考虑别的方法。

桂枝丹皮紫苏汤

桂枝3钱　芍药3钱　甘草2钱　牡丹皮3钱

紫苏叶3钱　生姜3钱

煎大半杯，趁热服用，加衣盖被发汗。治疗痈疽发病初期。

《金匮要略》曰："诸脉浮数，应当发热，而反洒淅恶寒，若有痛处，当发疮痈。"痈疽因外感寒邪伤了营血，营血裹束卫气，卫气郁阻不能发散外达，所以出现恶寒怕冷的症状。卫气郁而生热，皮肉腐烂化脓则生成痈疽。

痈疽初期经络郁遏，治疗的办法必然是发散体表。表邪解除，汗发出来后，卫气的郁滞得到透泻，经络通畅，则肿痛自然消除而不会生脓。如果不出汗，应当用青萍发汗。体表热邪太重的，用地黄、天冬凉泻经络的郁滞；卫气虚弱的，要用黄芪补益经络之气。

丹皮黄芪汤

桂枝3钱　桃仁3钱　甘草2钱　桔梗3钱

牡丹皮3钱　生姜3钱　玄参3钱　生黄芪3钱

煎大半杯，趁热服用。治疗皮肉臃肿、痈疽已经生成的症状，体表热盛的重用黄芪、天冬、地黄。

排脓汤

炙甘草2钱　桔梗3钱　生姜3钱　大枣3枚

煎大半杯，温服。治疗脓已生成、表热严重而皮肉松软的症状。

桂枝人参黄芪汤

人参3钱　炙黄芪3钱　桂枝3钱　炙甘草2钱

当归3钱　芍药3钱　茯苓3钱　牡丹皮3钱

煎大半杯，温服。治疗脓泄后溃烂不能收口的症状。洗净坏血烂肉，用龙骨、象皮细末少许收疮口，贴仙灵膏。

仙灵膏

地黄8两　当归2两　甘草2两　黄芪2两

牡丹皮1两　桂枝1两

用麻油1斤、黄丹8两熬膏，加入黄蜡、白蜡、乳香、没药各1两，陶罐收藏。脓后溃烂长时间不能收口，洗干净后贴这个膏药，一天更换1次。（清朝1两约等于现在的36克，1斤等于16两。）

大黄牡丹汤

大黄3钱　芒硝3钱　冬瓜子2钱　桃仁3钱

牡丹皮3钱

煎大半杯，趁热服用。治疗疽病靠近肠胃、内热郁蒸的症状。

参芪苓桂干姜汤

人参3钱　黄芪3钱　甘草2钱　茯苓3钱

桂枝3钱　干姜3钱　牡丹皮2钱

煎大半杯，温服。治疗阴盛内寒及脓汁清淡微热的症状。寒重的，加附子。

仙掌丹

斑蝥8钱（去头、翅，糯米炒黄用，去掉米。四川地区生产者良，其他地方的不可用）　前胡4分（炒）　乳香1钱（去油）　没药1钱（去油）　血竭1钱　玄参4分　冰片5分　麝香5分

研细，用瓷瓶收起来。凡是阳证痈疽初发，用针刺破疮顶，点上如芥粒样的药粉，外用膏药贴上，顷刻留滴黄水，半天就会消除。症状重的一天一换，两天可以痊愈，神效。脓已经生成的无效，阴证不能治。（清朝1分约等于现在的0.36克，1钱约等于现在的3.6克。）

二、瘰疬根源

瘰疬，是足少阳胆经之病。胆经为甲木，随相火化气，从头走向脚，经过身体侧旁，起于外眼角，向下循行耳后，从颈侧入缺盆（缺盆，胆经穴位，位于锁骨上窝正中）下胸腋而行到肋胁，降于肾脏温暖肾水。相火下降蛰藏，所以肾水不会寒，而胆木不至于上逆生热。然而胆木的下降，是肺金能够收敛的原因，而肺金能够收敛则要依赖胃土的右转下降。如果胃土不能下降，胆气就会向上逆行，经气壅遏、相火向上炎烧，瘀热结成一团，就会发生瘰疬的症状。

肝胆主筋，筋脉卷曲而臃肿，所以磊落历碌、顽硬而又坚实（形容瘰疬症状）。《灵枢·经脉曰》："胆足少阳之经……是动则病口苦……心胁痛……缺盆中肿痛，腋下肿，马刀挟瘿。"《金匮要略》言："痹挟背行，若肠鸣，马刀挟瘿者，皆为劳得之。"就是说瘰疬是劳伤中气造成的，因胃土上逆，胆木带相火随之上逆，相火郁蒸所以才会得这个病。

瘰疬病在筋不在肉，所以坚硬而不会溃烂，溃烂而不能收敛疮口，与其他类型的疮疡来比较，这是最难平复的一种症状。而相火上逆炎烧，上焦的热证每天加重；脾肾的阳气亏损，下焦的寒证每天加重，久而久之阳气亏败，中土崩颓，就会危及性命，这并不是伤于血肉的溃烂，而是由于中气的溃败。治疗的办法应该是培养中气，肃降胃气，肺和胃右转下降则相火随之下降敛藏而不上逆，胆木繁荣畅通经气归根，疮疡自然就平复了。

柴胡芍药半夏汤

柴胡3钱　芍药3钱　玄参3钱　甘草2钱

半夏3钱　牡丹皮3钱　牡蛎3钱　鳖甲3钱

上焦热证重的，加黄芩、地黄；血虚肝燥的，加何首乌；肿痛的，加贝母；脓已生成的，加桔梗。

三、癞风根源

癞风，是风邪伤了卫气，而营血的郁滞没有疏泄干净的缘故。卫气的性情是收敛的，营血却是要向外发散宣扬，风邪伤卫气并张开皮毛，风越是向外泄，卫气越是束闭，这是它们的本性使然。卫气束闭则营血不能向外疏通发散，于是郁蒸而生里热之证。六天后风邪传遍六经，营血郁热向外发散，卫气不能闭束，则肿透皮毛而出现红斑，红斑出现，郁热得以发散则痊愈了。如果卫气束闭不能发散，斑点不能生出来，营血热气在体内郁遏，脏腑蒸腾焚烧，则成死证。

风归属木气而善于疏泄，病人卫气束闭是因为风外泄，卫气束闭而最终能够疏通发散也是因为风外泄。感冒初期，经络的郁热还没有达到旺盛的程度，则卫气束闭而风不能外泄，风邪传遍六经之后，营血的郁热蒸发，则风向外泄而卫气不能束闭，于是就会生出斑疹。风邪有强和弱的不同，卫气有盛和衰的区别，风邪强盛而卫气不能束闭则斑点尽出，卫气强盛而风邪不能外泄则斑点就发不出来。

如果风木与卫气相互搏斗，势力相等，风势强就要外泄，气盛又要内闭。风势强则内气不能尽闭，气势强则外风不能尽泄，外风不能尽泄则斑点隐隐出现在皮肤之内，这个症状叫作瘾疹。卫气不能通透外泄，郁热外泄就会出现发痒的症状，这个症状叫作泄风，又叫作脉风。泄风的症状，就是风邪不能完全外泄，郁热遗留在经脉之中造成的。泄风的症状若不能治愈，则营血的郁热在体内积累，时间久了经络淫蒸、肌肉腐败溃烂，就生成痂癞，叫作癞风。

肺主管卫气皮毛，卫气清和、熏肤、充身、泽毛，如同雾露飘洒而滋养身体，则皮毛荣华。卫气郁滞束闭，皮肤毛发失去滋养润泽，就会皮肤肿而毛发脱落。肺开窍于鼻，是宗气出入的地方，宗气是卫气的根本，大气抟结一起不会行走，是积聚在胸中贯通心和肺而运行呼吸的。卫气闭塞，则宗气瘀蒸发热失去清凉肃降的功能，所以鼻柱就会得病。

大凡瘟疫中风，体表发散的透彻，红斑散布周身，没有一点郁滞，必然不会生出癞风的病。

癞风治疗的办法，应当疏泄卫气的郁滞，清营血的郁热，除去腐败的皮肉使其生出新血，经络清畅则痂癞就自然平复了。

紫苏丹皮地黄汤

紫苏叶3钱　生姜3钱　甘草2钱　牡丹皮3钱

芍药3钱　地黄3钱

煎大半杯，趁热服用，覆衣加被发汗。

如果服药后不出汗，就重用青萍发汗，辅助外用青萍热汤熏洗以开汗孔。发汗后用破郁活血之药，疏通经络，退热消蒸，清卫气营血，腐烂的皮肉去除后生出新血，自然平愈。需要注意，凉血泻热的药服用久了会损害脾的阳气，应当酌情加入干姜去寒、桂枝通经络之类的药，不至于内泄脾的阳气。

四、痔漏根源

痔漏，是手太阳小肠经的病。手三阳经（手太阳小肠经、手少阳三焦经、手阳明大肠经）从手开始，走向头部；足三阳经（足太阳膀胱经、足少阳胆经、足阳明胃经）从头上开始，走向足部。手三阳经之气是上升的清轻阳气，足三阳经之气是下降的浊重阴气。足三阳经病了浊气就会上逆不能下降，手三阳经病了则清气下陷不能上升。《素问·气厥论》曰："小肠移热于大肠，为虑瘕，为沉痔。"五行的道理，升到极点就会下降，降到极点就会上升，上升是阴气化生阳气，下降是阳气化为阴气。水本来是润下的，足少阴肾水化生君火就是下降到极点后的上升；火本来是向上炎烧的，手太阳小肠化生寒水就是升到极点后的下降。手太阳小肠经病了，则气下陷而不能上升后再右降化生寒水，所以小肠会有郁热。脏腑病则会把病邪传导给它能胜过的另一脏腑，小肠丙火化生大肠庚金之气，所以小肠能胜过大肠，而小肠的郁热就会传到大肠。肛门位于大肠末端，小肠的火传到大肠就下陷到这个最低的地方，所以痔疮生于肛门。

痔病在大小肠，然而根源却是在脾。《素问·生气通天论》："因而饱食，筋脉横解，肠澼为痔。"由于饮食过饱会伤脾，脾的阳气困败不能消化水谷饮食，饮食就向下泄入大小肠造成泄利，泄利则脾的阳气与大小肠的气都会下陷，小肠的火下陷到肛门，这就是痔病生成的原因。

肺藏气，肺气随胃土下降；肝藏血，肝气随脾土上升。脏腑经络之气都从肺而来，胃气下降则所有的气都随之下降；脏腑经络之血都是从肝而来，脾土上升，所有的血都随之上升。如果脾土湿而下陷，则肝木郁塞而血不能向上运行，所以血脱失于大便，凝瘀生成虚瘕，流泄则生成沉痔，而这两种病都是肝血下陷造成的。

痔病一旦生成，只要遇到中气寒凉郁滞，火气下陷痔就会发作，不论是在平时还是发作之时，都是寒湿在体内生成的缘故。

经血下陷流泄，形成熟路，日久年深时常滴漏，就成了漏病，如同容器漏水一样。

茯苓石脂汤

茯苓3钱　牡丹皮3钱　桂枝3钱　芍药4钱

甘草2钱　炒干姜2钱　赤石脂3钱　升麻1钱

煎大半杯，温服。治疗痔漏、肛门肿痛下血的症状。
肛门热的，加黄连；肝木干燥的，加阿胶。

卷十·妇人解

"妇人之证，率与男子无殊，惟其经脉胎产三十六病，则与丈夫不同。"本卷首，开篇明义，妇科之病，除了经、脉、胎、产之外，与男子之病没有区别。

经病者，闭结（非正常停经）、崩漏（月经血崩或淋漓不尽）、先期后期（月经提前与推迟）、结瘀紫黑（月经紫黑有血块）、经行腹痛（今日所谓之痛经）；脉病者，带下（白带异常）与骨蒸（肝胆郁，导致汗热而骨蒸）；胎产者，结胎、堕胎、胎漏及产后修复调养也。熟读其理，明其法，临床辨证而论治，妇科亦不难也。

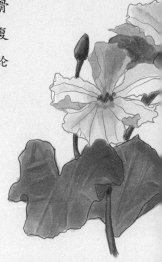

妇人之病，与男子并没有差别，唯有月经、怀胎和生产之三十六病（三十六病详见《金匮悬解》）和男子不同。身体健康在于合理的调理，而自医圣张仲景之后，医理逐渐被庸医们曲解，误人无数。黄元御本是个失意抱恨之人，又见庸医害人，使"春华易萎、秋实难成，胎伤卵破、女德无终，玉折兰摧、妇怨何极！"痛心不已，于是作"妇人解"一卷，以教世人。

一、经脉根源

经脉，是从风木化生而来。人与天地相对应，与日月也是相对应的。男子对应日，女子对应月。月有圆有缺，阴气有消有长，经脉调和通畅，月经有来有去，月满而来，月亏而止，是正常的状态。

金气主管收敛，木气主管疏泄，金气收敛而木气不能疏泄，则过了月经时间而月经还不来；木气疏泄而金气不能收敛，则月经没有到期却先来了。若金气收敛到极致月经就会断绝；若木气疏泄过于强盛，则崩漏不止。肝木郁塞中途有变热的情况，而肾水则始终是郁而生寒。症状重的亡身而殒命，症状轻的则绝经不能生育，不能轻视这个病。

血瘀凝结不能通畅的症状，是肾水寒、肝木郁滞造成的。肾和肝阴气旺盛，经脉凝滞就会埋郁而腐败，经血紫黑凝结成块。调经养血的办法，首先以增强阳气为主。这是因为经血是从脾土化生而来，脾土向左旋转升发而生营血，所谓"中焦受气取汁，变化而赤，是谓血也"。血藏于肝，却被冲脉和任脉统管，阴中的阳气旺盛，生长之意充沛，一旦受精就能怀孕生子。假如用土地来比喻，冬天时阳气藏在地下，一遇到春回日暖则暖气升腾而万物就开始生长了，是一个道理。如果地下没有一丝暖气，虽然春回了却也长不出生物，如同深谷冰寒之地一样。

若一味地滋阴凉血、伐泻阳气，害人无数。医圣张仲景传下了温经的治法，后来之学习者应当用心研习啊。

（一）闭结

经脉闭结的原因是肝气郁滞。肝藏血，肝气畅达则经脉通畅，血液不会结涩。肝气郁陷不能升发，则精血就会凝滞，出现闭结的症状。

肝木既然下陷，胆木必然上逆。肝气郁陷，温气不能上升就会生出下焦之热，胆木上逆则相火随之上逆，就会生出上焦之热。经脉热气熏蒸，而升降失常，没有了向内的去路，就会蒸发到皮毛外泄而生出汗，汗发出去了郁热就会退去，皮毛随之闭合，经血郁热就又要发作。郁热每天发作而血液就每天损耗，汗每天外泄而阳气每天在衰败，时间久了就会疲倦困乏、身体羸弱、寝食俱废。庸医们只知道经络郁热却不知道脾阳的亏败，误用凉血泻热的药物治疗，导致阳气更加亏损，加速病人的死亡。病人肝胆属于燥热，脾肾则属于湿寒，应当辨证施治，而不能只用寒凉之药。肝木生于肾水，成长于脾土，肾水寒而脾土湿，木气不能畅达，则抑郁盘塞导致经脉不通，所以肝木的生发失常导致不能行使疏泄的功能。肝气郁陷的责任在于脾湿，胆气上逆的原因在于胃气上逆。脾湿不能上升，胃土不能下降，中气就不能运转，并非全是肝胆的错。如果遇到闭结症状，滥用开通之法，加上中气虚弱又用寒凉泄下之药，身体强壮的就还能留条命，体弱的当时就会死亡，十个里面最多能活下来两三个，甚非良法也。

桂枝丹皮桃仁汤

桂枝3钱　芍药3钱　牡丹皮3钱　桃仁3钱

甘草2钱　茯苓3钱　丹参3钱

上焦热的，加黄芩；中焦寒的，加干姜；中气不足的，加人参；血块坚硬的，加鳖甲、土鳖虫；脾郁的，加砂仁。

（二）崩漏

崩漏是肝木下陷造成的。脾湿则肝郁，肝郁则不能生发，经血下陷流泄即得经漏之病。

肝藏血，其性情是疏泄的，不会过度疏泄的原因是气能够上升。气本是下降的性情，气降到下焦随肝木左旋上升。血在上焦，气的收敛肃降使血随之下降；血到了下焦，气的上升又使它随之上升，所以血能敛藏而不至于向外流泄。肝木郁滞下陷，升发的气机不能通畅，气越是郁塞就越是要疏泄。木气要疏泄而金气要收敛，所以会出现梗涩不利（比如小便）的症状；金气要收敛而木气要疏泄，所以会出现淋沥不能收敛的症状（比如女子月经来了不能停息，迁延日久）。如果金气能够收敛而木气不能疏泄，就会出现血液凝瘀结涩的症状；如果木气能泄而金气不能收敛，则血液就会滂沛而横流。

这些症状都是脾胃中土衰败的缘故。土，是血海的堤防大坝，堤防坚固则水波平静，堤防崩溃则洪水泛滥而倾注，女子经血崩漏正是这个道理。肝木从肾水生发而来，脾湿泛滥而木气随之郁陷不能升发，气不能升则经血随之郁陷而下泄。

桂枝姜苓汤

甘草2钱　茯苓3钱　桂枝3钱　芍药3钱

干姜3钱　牡丹皮3钱　何首乌3钱

煎大半杯，温服。治疗经血下漏。

桂枝姜苓牡蛎汤

甘草2钱　茯苓3钱　桂枝3钱　芍药3钱

干姜3钱　牡丹皮3钱　何首乌3钱　牡蛎3钱

煎大半杯，温服。治女子血崩。气虚的，加人参。

（三）先期、后期

月经提前来的症状，是肝木疏泄的缘故，这是崩漏的初期症状；月经推迟的情况，是肝木郁遏的缘故，这是闭结的初期症状。其根本的原因，都是脾湿而肝气郁陷。肝气郁陷不能舒展升发，则经血凝瘀不能通畅，无论月经来早还是来迟，血液循环必然是结涩而不能通畅的。

经血通畅的多而结涩的少的症状，是木气的疏泄功能主导，所以月经会提前。如果经血能够正常的循环上升，则血室（子宫）没有多余的血，所以必须够一个月，积血盈满了才能出现月经排泄，而肝脾郁陷，血不能上升，血室就会早早的积血盈满而使月经提前。

经血堵塞的多而通畅的少的症状，是肝木不能疏泄的缘故，那么月经就会推迟。这是由于木气郁遏不能行使疏泄的功能，超过了一个月血室积蓄才盈满，盈满不能容纳之时才能向外排泄，所以月经会推迟。

桂枝姜苓汤

牡丹皮3钱　甘草2钱　茯苓3钱　何首乌3钱

干姜3钱　桂枝3钱　芍药3钱

煎大半杯，温服。治疗月经提前。

姜苓阿胶汤

牡丹皮3钱　甘草2钱　桂枝3钱　茯苓3钱

干姜3钱　丹参3钱　何首乌3钱　阿胶3钱

煎大半杯，温服。治疗月经推迟。

（四）结瘀紫黑

经血瘀结黑紫，是血室（子宫）寒冷凝滞的缘故。血的性情是温则通畅，寒则凝滞，凝滞久了就会埋郁腐败，所以经血会变的紫黑成块而不光鲜，这都是脾湿肾寒、肝气郁塞的缘故。庸医们以为是血热，只知道木郁而生热，却不知道水和土的寒湿，害人不浅，祸害不小啊。

苓桂丹参汤

牡丹皮3钱　甘草2钱　干姜3钱　茯苓3钱

桂枝3钱　丹参3钱

煎大半杯，温服。

（五）经行腹痛

月经期腹痛，是肝气郁塞而侵害脾土的缘故。由于肾寒脾湿、肝气郁遏，血脉凝涩不能畅通，够一个月之期后血室盈满，月经排泄不通畅，肝气壅迫而疏泄功能失常，肝气郁塞却又要挣扎外泄，气机冲突侵伤脾，所以会腹痛。

中气不能运转，胃气上逆不能下降，就会出现恶心呕吐的症状。经血排出之后，经脉疏通、肝气松和，所以疼痛会停止，这样的情况大多不能生育。治疗的办法是温肾水、去脾湿、疏通肝气经络，月经调和后自然能够怀孕生子。这是月经来之前腹痛的缘由。

月经结束之后腹痛的，是血虚肝燥，肝木的风气侵伤脾土的缘故。由于月经后肝木失去了血液滋养，枯燥而生风，肝风侵害脾土，所以会出现疼痛的症状。

苓桂丹参汤

牡丹皮3钱　甘草2钱　丹参3钱　干姜3钱

桂枝3钱　茯苓3钱

煎大半杯，温服。治疗经前腹痛。

归地芍药汤

当归3钱　地黄3钱　甘草2钱　桂枝3钱

茯苓3钱　何首乌3钱　芍药3钱

煎大半杯，温服。治疗经后腹痛。

（六）热入血室

月经来时，若外感风邪，则出现发热怕冷的症状，七八天以后，病邪传遍六经，表邪已解，身体不再发热，而胸胁部位痞满，如同结胸的症状，胡言乱语、神志不清，这是热入血室（血室指子宫）之病。肝藏血，热入血室则肝热，肝胆为表里关系，同气相感则胆经上逆，少阳胆经从头向下贯穿胸胁，气不能降而横塞心胸，所以如同结胸的症状。心火与相火相互感应，胆气上逆则相火随之上炎，相火烧灼心液，所以病人会出现谵语症状。肝主血，心主脉，而血液运行在经脉之中，所以血热则心就会病。

月经排泄流出之时血室空虚，风伤卫气使体表束闭，营血郁塞而生热，热邪不能向外透发，只能随经络进入血室。治疗时应当清除肝胆的郁热，泄热、凉血。

柴胡地黄汤

柴胡3钱　黄芩3钱　甘草2钱　芍药3钱

牡丹皮3钱　地黄3钱

煎大半杯，温服。体表风邪没有解除的，加紫苏叶、生姜。

二、杂病根源

妇人之病，大多在肝经、脾经。脾土湿，肝木郁塞，生长的气机不能通达舒展，于是各种病就会出现。病人阳虚而寒凉瘀结的多，阴虚而热气郁结的少，这是因为病人的燥热在肝和胆，而湿寒在脾和肾。因脾湿肝郁出现体表发热的病人十之八九，而脾土干燥、肾水亏损而生内热的，一百个里面也没有一两个。

（一）带下

带下，红、白带下之症，传统上也泛指带脉之下妇科诸症。这个病是阴气精华不能敛藏而外泄的症状。相火在下焦衰败，不能温暖肾水，肾水渐寒凝结在小腹，阻碍了阴精向上循环的道路。肾水不能敛藏，肝木又要疏泄，所以阴精流泄而形成红、白带。五脏阴气的精华归任脉统管，任脉中的阳气能够敛藏不泄，则带脉（因横束腰际，如腰带环绕腰部，故叫带脉）能将阴精收引不使其外泄。如果任脉寒冷凝结，带脉就不能收引阴精，精华流泄就生成带下之病。肾水下寒则君相之火上炎，所以病人大多有夜热毛蒸、掌烦口燥的症状（夜汗、口舌干燥）。

上热下寒的原因，错不在心和肾，而是在脾胃的湿气泛滥。脾不能升，则肝气和肾气都不能上升，郁而生下焦之寒；胃不降，则胆木与相火上逆也不能下降，上逆而生上焦之热。

张仲景温经汤，温暖中气，祛湿，清肺金之热，滋养肝木，活血破瘀，诚为圣法。至于瘀血坚凝的症状，则用土瓜根散，精液滑泄的症状则用矾石丸，治法就更精密而完善了。

温经汤

人参3钱　甘草2钱　干姜3钱　桂枝3钱

茯苓3钱　牡丹皮3钱　当归3钱　阿胶3钱

麦冬3钱　芍药3钱　川芎2钱　吴茱萸2钱

半夏3钱

煎一杯，温服。治疗妇人带下及小腹寒冷、久不怀孕或者崩漏下血、月经量过多，或者到期月经推迟没有来。阴精流泻的，加牡蛎，瘀血坚硬的，加鳖甲、桃仁。

（二）骨蒸

骨蒸病，是肝木郁塞不能通达造成的。肾水中的微弱阳气上升化为肝木，肝木继续上升化为心火，木气能够生长升发不会郁塞，所以骨髓清凉而下焦不会生热。如果肾水寒，脾土湿，则肝气郁滞，肝木的阳气下陷于肾水，就会出现骨蒸、夜里汗热的症状。这是由于肾主骨，肝阳下陷于肾，肾热则骨蒸。

肝气郁陷，下焦郁而生热，必然会侵害脾土；胆木上逆，上焦郁而生热，必然会侵害胃土。脾胃是五脏六腑整体循环的枢轴，脾胃都病了则五脏六腑的循环就会乱套，食欲减退而又消化不良，肌肉衰减，人随之病倒。

若不明白这个道理，以为汗热骨蒸是阴虚，都是用滋阴泻火的药物治疗，更加败坏中土阳气，病人没有不被治死的。正确的治疗方法应该是祛脾胃之湿，温暖肾水，疏通肝气使之上升而不郁塞，肝气通畅顺达，热退了肝风清凉了，骨蒸的病自然痊愈。原本就不是阴虚血热的病，寒凉的药物不能过多使用以免损害中气。

苓桂柴胡汤

茯苓3钱　甘草2钱　牡丹皮3钱　桂枝3钱

芍药3钱　柴胡3钱　半夏3钱

煎大半杯，温服。服药后热蒸不能消减的，加生地黄、黄芩。热蒸退去后就用干姜、附子温暖肾水和脾土，补益阳气。

三、胎妊解

胎妊，需要土气的长期滋养。女子一朝受精怀孕，胚胎需要气血濡养。肺藏气、肝藏血，而气血的根源都在脾胃中土，中土滋生气血，这是培养胎妊的根本所在。肝木和心火生长，肺金和肾水收成，土气充盈，四维健旺（四维指心、肝、肺、肾），五脏气血充盈，则怀胎十月而生。

中土衰败则四维得不到滋养，水火不济、阴阳失衡，肝木和心火不能生长，肺金和肾水不能收成，则胎儿就不能健康发育。肝木和心火衰败的，怀孕初期容易堕胎流产；肺金和肾水衰败的，临近生产之时容易出现堕胎、死胎情况。

肝藏血，肺藏气，脾胃是四象的中气、运转的枢轴。脾能升，则肝、肾能升而下焦无病；胃能降，则肺、胆能降而肾水能收，则上焦无病而肾水不寒。五脏六腑气血充盈则胎儿稳固，不会有堕胎流产的危险。

（一）结胎

女子怀孕后，胚胎生长靠肝木和心火，收成靠肺金和肾水，而心、肝、肺、肾的滋养全靠脾胃中土。脾土能升则能够化生阳气，消化好营养充足；胃土能降则能够化生阴精，能吃饭容纳饮食。怀孕初期中气郁塞，脾胃的升降偶有埋郁受阻的状况，中气渐渐壅阻。胃气初郁的时候，饮食口味常常喜新厌旧，及其两个月胎成，则胃气被阻不能下降而是上逆，就出现恶心呕吐、饮食不下的症状，过一段时间后中气回环，胃土能够下降，饮食才开始恢复。

胃土下降则心火被肺金收敛而随之下降化生肾水；脾土上升则肾水化生肝木，肝木随脾土上升而化生心火。胎气位于中间，阻挡水火的升降之路，于是水在下焦泛滥，火在上焦炎烧，这是水火不能互济的缘故，所以妊娠之病上热而下寒，妊娠之尺脉微弱而寸脉洪大。《金匮要略·妇人妊娠病脉证并治》曰："妇人得平脉，阴脉小弱，其人渴、不能食、无寒热，名妊娠。"《素问·平人气象论》曰："妇人手少阴脉动甚者，妊子也。"手少阴心经的动脉在掌根后神门位置，虽然不是寸口，然而神门脉动则寸口脉必然也动。手少阴心经脉动，是寸口脉洪大的表现。以此推理，左寸口脉动则右寸口脉必动，胎儿是男孩的则左寸口脉动要大，胎儿是女孩的则右寸口脉动要大，也是自然的道理。《难经·十九难》曰："男脉在关上，女脉在关下。"就是说怀男子则寸口脉大而尺脉小，怀女子则尺脉大而寸口脉小，这是正常的脉象。

女子怀孕，胎气一结成，阴阳虚实就变换位置，脉象大小出现反常现象，这是中气壅阻的缘故。阴阳郁阻隔离，最容易生病，治疗的办法应以行郁理气为主，疏通郁滞即可，不能滥用滋补的药物。

豆蔻苓砂汤

生白豆蔻1钱（研粉）　杏仁2钱　甘草1钱　砂仁1钱（炒、研）　芍药2钱　牡丹皮3钱　茯苓3钱　橘皮1钱

煎大半杯，温服。治疗胎孕初结，恶心呕吐、昏晕燥渴的症状。

这个病是中气郁阻、胃气不降造成的，此方用来开郁降浊、清胆火而行肝血。内热的要加清凉之药，内寒的要用温热之药，需要斟酌脏腑阴阳而辨证用药。（注意：牡丹皮有活血作用，孕妇慎用，组方和剂量要谨慎。）

（二）堕胎

女子怀孕，一月二月木气管着胎生，三月四月火气负

责胎长，五月六月土气化生，七月八月金气收，九月十月水气成，五气具备，胎儿发育成熟，于是就生产了。而土气为四象之母，贯穿始终，土中的阳气旺盛，则胎气发育十月圆满，不会出现堕胎流产的症状。

胎妊的道理，肝木和心火生发，肺金和肾水收藏，四象的运转全靠脾胃中土的运转才能完成。阳气蛰伏于肾水，肾气生发化生肝木，肝木随脾土上升化为心火，肺金收敛，心火随胃土下降，复藏于肾水，肝木心火生化而胎气畅通旺盛，肺金下降、肾气收敛而胎气完整、健康。如果木、火生长之气衰弱，则怀孕初期容易流产堕胎；如果金、水收成之力衰弱，则怀孕后期容易流产堕胎。其实不管生长之气衰弱还是收成之气衰弱，都是脾胃中土虚弱的缘故。火生土而木克土，火气旺盛则土燥而木气畅达，火气衰败则土湿而木气郁滞。肝木郁陷而侵害脾土，土气困败则胎妊失去滋养，所以容易堕胎流产。

胎妊欲堕，必然有腰腹疼痛的症状出现，这个疼痛是肝木下陷而侵害脾土造成的。木气生于水而长于土，脾土湿肾水寒木气就会下陷。《难经·三十六难》曰："命门者，诸精神之所舍，原气之所系。男子以藏精，女子以系胞。"命门阳气衰败，肾水凝结寒冷，肾水侵侮脾土、灭心火而不能生肝木，木气郁陷而侵害脾土，这是怀孕伤胎的根源。

姜桂苓参汤

甘草2钱　人参3钱　茯苓3钱　干姜3钱

桂枝3钱　牡丹皮3钱

煎大半杯，温服。腹痛的，加砂仁、芍药。

（三）胎漏

怀孕之后，经血滋养子宫，化生胎儿血肉，血水没有多余的，所以月经停止而不会流溢。怀孕后还有月经流出的，必然是有瘀血阻络。如果肝脾阳气衰弱不能运行血液，那么经血在滋养胎儿之余容易埋瘀，瘀血蓄积就会阻挡经络，随着胎儿的慢慢长大而堵满隧道（经血通路），血不能向上循环，就会在子宫盈满之后而向下流泄。轻按孕妇腹部，胎儿左右必有瘀结的癥块，或者平日就有瘀血积块也能导致漏血。

如果子宫内没有瘀血，则是肝脾阳气下陷，经血脱失，这时候必然会堕胎流产。如果血向下流溢同时会腹痛的，则是胎气壅塞阻碍，脾土郁，肝木下陷，肝气伤脾，《金匮要略》称之为胞阻。治疗应当疏通肝气、润肝风之燥，其漏血、腹痛的症状自止。

桂枝地黄阿胶汤

甘草2钱　地黄3钱　阿胶3钱　当归3钱

桂枝3钱　芍药3钱　茯苓3钱　牡丹皮3钱

煎大半杯，温服。治疗妊娠有血如月经流下而腹痛的症状。

桂枝茯苓汤

桂枝3钱　茯苓3钱　甘草2钱　牡丹皮3钱

芍药3钱　桃仁3钱

煎大半杯，温服。治疗妊娠有血如月经流下、瘀血癥块连接胎儿的症状。症状轻的做成药丸，缓缓消解。

四、产后根源

女子生产之后，气血虚亏，诸病丛生，生病后可能终生再不能平复。生育满月之后，气血渐渐恢复（传统坐月子的习惯其实是为了修复气血），这时才可以无虑。怀孕之时，胎儿每成长一分，则母气损耗一分，胎儿渐渐长大，母气渐渐损耗，十月胎儿长成则母气损耗十倍。平常的人不过生育几次就衰弱不堪了。母气传给胎儿，胎儿健壮则母气虚弱，这是自然之理。

但是怀胎的十个月期间，母体与胎儿虽然形体有了区分，然而呼吸相关联，母子同气，胎儿没有离开母体时，母体还不觉得虚亏，但生产之后胎儿娩出而气血没有恢复，此时空洞虚豁，最容易生病。怀胎时气滞血瘀，积聚的瘀血没有排尽，瘀血积聚成癥瘕是常见的。气血虚亏，脾虚肝燥，气郁侵害脾土导致腹痛、食欲不振的情况也不少。而痉挛、昏冒、大便坚硬难下的症状是最容易发生的，这就是著名的产后三病。

血弱而经脉虚空，体表疏泄流汗感受风寒，就会得痉病。症状表现为筋脉挛缩、头摇口噤、项强而背折。

气损而阳气虚亏，凝郁内陷，阴气闭束，就会得冒病，症状表现为清阳郁陷不能透发造成的昏聩迷茫状态。

体内津液干枯肠道干燥，阴气凝结关窍闭塞，就会得便难之病，症状表现为食物残渣艰阻，大便难以排出，这是排便的通道被阻塞的缘故，并不是阳气火力旺盛造成的。

总之，胎气生长，盗泄母体肝脾阳气，脾土虚而又被肝木侵害，这是诸病的根本原因所在。如果土气不亏损，则不会成为大病。

桃仁鳖甲汤

桃仁3钱　鳖甲3钱　牡丹皮3钱　丹参3钱

桂枝3钱　甘草2钱

煎大半杯，温服。治疗瘀血蓄积、肝郁腹痛的症状。内热的，加生地黄；内寒的，加干姜。

桂枝丹皮地黄汤

桂枝3钱　芍药3钱　甘草2钱　牡丹皮3钱

地黄3钱　当归3钱

煎大半杯，温服。治疗脾虚肝燥、木郁克土、腹痛食减、渴欲饮水的症状。气虚的，加人参；肾寒脾湿的，加干姜、茯苓。

桂枝瓜蒌首乌汤

桂枝3钱　芍药3钱　瓜蒌根3钱　何首乌3钱

生姜3钱　大枣3枚　甘草2钱

煎大半杯，温服。治疗风伤卫气而得的柔痉之病，病人发热有汗的症状。

葛根首乌汤

桂枝3钱　芍药3钱　甘草2钱　葛根3钱

麻黄1钱　何首乌3钱　生姜3钱　大枣3枚

煎大半杯，温服。治疗寒伤营血而得的刚痉之病，发热无汗的症状。

桂枝茯苓人参汤

人参3钱　甘草2钱　茯苓3钱　桂枝3钱

生姜3钱　大枣3枚

煎大半杯，温服。治疗阳气虚弱而得的郁冒之病。

苁蓉杏仁汤

甘草2钱　杏仁2钱　白蜜1两　肉苁蓉3钱

煎大半杯，加入白蜜温服。治疗津液枯燥、大便艰难的症状。

姜桂苓砂汤

茯苓3钱　甘草2钱　干姜3钱　桂枝3钱

芍药3钱　砂仁1钱

煎大半杯，加入砂仁末温服。治疗饮食不消。

附 录

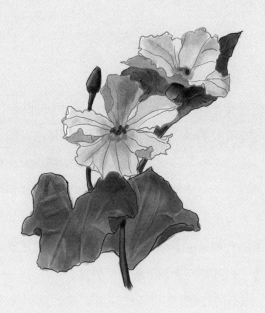

脏腑循环图解

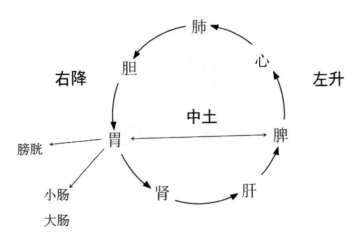

图 3　脏腑循环

（一）阴阳循环

阳气生于阴，肾水中的温气是阳气的根源，肾阳微弱，然而阳气的性质是上升的，肾水有了这点阳气就不会寒冷下陷。肾阳上升化生肝木，阳气变得壮大起来，肝木温暖，继续上升化生心火，此时人体阳气达到鼎盛状态，心火是人身所有火气的统领，故名"君火"。然而，肾水和肝木的升发，必须依赖脾土升发才能随之升发，如果脾湿、虚，则肝郁而肾阳下陷而生病矣。

心火为阳，因是从肾水升发而来，所以火中含有阴液，此阴液在肾时为鼎盛，在心时变得弱小。火中有液，可以制约君火不会过度炎上，这点微弱阴气就是肾水生成的根源。阴液的性情是沉降的，故心火中的阴液下降于肺金生成肺气，肺气清凉，继续下降生成肾水，在肾时阴气达到鼎盛。因肾水是从心火清降而来，故水中有火，而这个火在肾时已变得微弱，却又是心火生发的根源。肺金的下降，必须跟随胃气下降，如果胃气虚、寒、热而上逆，则肺金也不能下降矣。胆与三焦同气，胃气上逆则胆木也不能下降，就会携相火上逆而生上焦之热而为病矣。

（二）三焦循环

食物入胃，脾阳消磨，则食物精华上升复飘洒下行滋养全身脏腑经脉，而食物残渣则进入小肠、大肠从肛门排出。

饮水比食物的消化吸收要复杂。饮水入胃，脾阳把水分全部蒸发到上焦，如云似雾，再向下轻轻飘洒而滋养濡润全身，精华被吸收，糟粕化为汗、尿排出体外，此《黄帝内经》所谓"中焦如沤、上焦如雾、下焦如渎"者也。下焦如渎者，小便倾泻也。如果脾阳衰败不能蒸发水分，则水随食物残渣进入小肠、大肠而成腹泻矣。大便干燥者，实热之症除伤寒阳明之外再也没有，普通杂症之大便干燥者，胆胃上逆灼肺，肺气不能化水向下滋润之故也，根源乃脾湿胃逆并非阳盛为病也，医者不可不知。